杵针疗法与运动创伤

Pestle Needle Therapy and Sports Injury

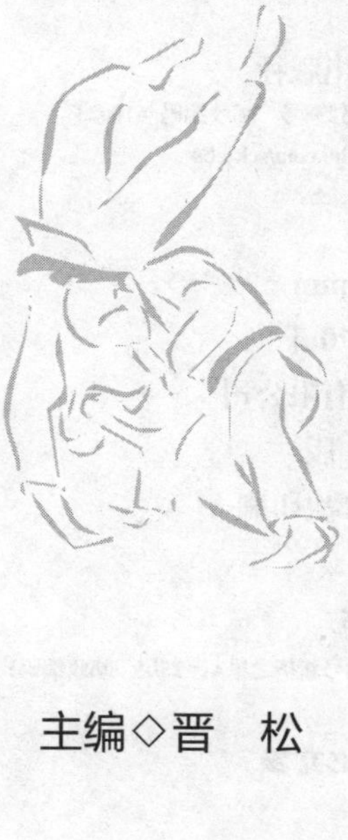

主编◇晋　松

四川科学技术出版社

图书在版编目（CIP）数据

杵针疗法与运动创伤 / 晋松主编. -- 成都：四川科学技术出版社, 2019.2（2023.1重印）

ISBN 978-7-5364-9386-5

Ⅰ.①杵… Ⅱ.①晋… Ⅲ.①运动性疾病 - 损伤 - 针刺疗法 Ⅳ.①R245.32

中国版本图书馆CIP数据核字(2019)第036773号

杵针疗法与运动创伤

CHUZHEN LIAOFA YU YUNDONG CHUANGSHANG

主　　编　晋　松

出 品 人　程佳月

责任编辑　吴晓琳　戴　玲

封面设计　墨创文化

责任出版　欧晓春

出版发行　四川科学技术出版社

成都市锦江区三色路238号　邮政编码 610023

官方微博 http://weibo.com/sckjcbs

官方微信公众号 sckjcbs

传真 028-86361756

成品尺寸　165 mm × 235 mm

印　　张　12.75　字数 170 千

印　　刷　四川嘉乐印务有限公司

版　　次　2019年3月第 1 版

印　　次　2023年1月第 2 次印刷

定　　价　58.00元

ISBN 978-7-5364-9386-5

邮　　购：成都市锦江区三色路238号新华之星A座25层　邮政编码：610023

电　　话：028-86361770

本书编委会

主　编

晋　松

副主编

钟　磊　韩海军　董远蔚

编　委

查宇亮　郭　鸿　罗丹青　吴志鹏

高秀花　孙剑峰　邓建伟　王　琴

杜梦诗　邓莉莎　陈　敏　沈音丽

序

晋松博士主编的《杵针疗法与运动创伤》一书是一部继承与发扬“李氏杵针”流派的专著，从内容与编写格式都具有独到的特色。特别是针对运动创伤方面详细的、创造性的理论与实践相结合的论述是前所未有的，足见晋松博士承师学之深，理学之精，实践之准，为发扬中医外治做出了榜样，特赠诗一首以赞之。

杵针医道经百年
晋松继承得真传
妙手运作似流波
所到是处立解难

李氏杵针疗法第14代传人李仲愚是我的师辈，他经学、哲学、宗教学等根底深厚，集诸子百家众学，从中吸取精华融于医道，造就了他的人品、学品、医品和业绩。他长期坚守临床、教学第一线，经常到基层为百姓治病，拯救了很多危急患者。晋松博士等所撰写的这部著作虽是以杵针外治疗法为主体，却体现了李仲愚前辈全面的学术思想。李老是同道公认的中医杂家之冠，更是后辈效法之楷模。

仲愚老师30年前送我一副杵针，由其15代嫡传人李淑仁代授我手法，惭愧未能用心得道，好在李氏杵针第16代传人晋松博士精心努力主编此传承大著，尚能继承老师之志。我借此序以表对老师的怀念和对作者的感谢！

2018年10月8日于北京

目 录

第一章 杵针疗法概述

第一节 四川李氏杵针流派概述

杵针疗法，是李氏家族入川始祖李尔绯老太祖公少年时师从如幻真人学到的。当时如幻真人是武当山岩居道士，他精武艺，善引导。修炼之暇，常以杵针为穷苦山民治病。始祖侍奉真人十有三载，一日真人抚臂谓始祖曰："汝世缘尚深，应广救良民，拔民于水火之中，不能如我岩居穴中，与草木同腐，汝速下山安家立业，与世人多结良缘，汝当自珍！师徒之情永不磨灭。"

始祖跪拜膝前，恳求侍师终生，师不允，祖因夙慕天府山川雄秀，故翌日乃泣别真人，卖艺入川。

李氏祖籍湖北麻城县（今麻城市）孝感乡，从尔绯老太公算起，在四川已经传承了17代。现有文字记载的第12代是李春庭公，春庭公亦为天彭名医，自幼习医，传承了家传之杵针疗法，常奔走于乡间为民疗疾，医馆患者遍布天府之地，为后来杵针的继续传承奠定了坚实的医学基础。春庭公后，第13代传人李文焕公继承家学，熟读中医典籍，亦习西学，后声名斐然，受聘于熊克武军团任军医，由于治病手段既有中医又用西医，所以备受官兵们的尊重喜爱。后四川军阀混战，动荡不堪，乡里民不聊生，文焕公无意于政途，一心牵挂乡邻，遂辞职回乡，专心培养族人。

李仲愚老先生是为第 14 代传人。

李氏 1920 年 2 月 21 日生于四川省彭县（今彭州市）九尺乡仁凤里。彭县古称彭州，属蜀中天府，人杰地灵，名医辈出，尤以晚清中西医汇通医家唐容川先生为显，名扬神州。李氏祖辈业习儒十五代，受其熏陶甚深。李氏先祖父春庭公喜儒、佛、道之学，其性尤善悠静，受其表兄海慧禅师的影响，皈依佛祖，成为当地威望很高的居士。李氏受春庭公谆谆教诲，深受其习染。5 岁时入当地私塾就读，攻儒术，先后从师于当地名儒唐寿山先生、秦小詹先生及盛名蜀中的经学家秦育贤先生。因李勤奋好学，聪颖伶俐，博学好问，深得诸师喜爱，众称赞，为今后李氏有广博的儒学知识打下了良好的基础。

李氏 13 岁时初入医门，即拜堂叔、晚清秀才李培生先生研读岐黄，先生亲授《黄帝内经》《难经》及《伤寒杂病论》《针灸甲乙经》等经典医籍，并要求熟读《珍珠囊药性赋》《神农本草经》等医药著作。在李氏熟读背诵的基础上，李培生先生授其奥秘，故李氏深得其真传。后又从师姑父、天彭名医刘国南先生及刘锐仁先生研读历代名医专著，对金元张从正、刘宗素、朱震亨、李杲四大家，明代张景岳的《类经》、杨继洲的《针灸大成》及清叶天士、吴鞠通、王孟英、薛雪温病四大家等名著均深研熟读，并开始随师临床应诊。李氏 17 岁时即悬壶于该县医馆，其间，对凡有一技之长的医药者，皆以师礼相待。在深研儒、佛、道、医诸家理论之中，皆扬其长而弃其短。在药物治病的同时，尤善用针灸治病，最喜用长针疗瘫起痹，故当地有“李长针”之称。

李氏 19 岁（1939 年）时获民国四川省政府注册的中医师资格。次年，经刘锐仁先生举荐入成都国医学院学习深造。李氏结合临床实践探索伤寒学术理论，认为《伤寒杂病论》成书年代久远，错简传讹之处在所难免。如《伤寒杂病论》中63条麻杏石甘汤适应证，原文“汗出而喘，无大热者”。但验之于临床，多见汗出而喘，身大热者才是麻杏石甘汤适应证。又如厥阴病提纲（326条）及其用药都非乌梅丸之证，乌梅丸（328条）临床上用于胆道蛔虫最宜，而厥热胜复之寒厥和热厥则应以 四逆汤或白虎汤、承气汤之类以回阳救逆或清气通腑，才是对症。李氏注重临床实践与理论相结合，不被古人错简束缚，宗师古而不泥古的原则，深得同仁钦佩。

1945年抗日战争结束，成都地区流行霍乱，李氏故乡及邻县乡村瘟疫惨重，病者沿门阖户，死者甚多。李氏根据霍乱发病特点，分为阴霍乱、阳霍乱及阴阳相兼三种证型（又叫热霍乱、寒霍乱及寒热相兼霍乱三种证型），分别以理苓汤或附子理中汤治疗阴霍乱；四苓汤加扁豆、木瓜、石膏治疗阳霍乱；胃苓汤或太乙神术散治疗阴阳霍乱。凡霍乱泻下暴注不止或有阴竭阳脱之征者，配以灸法以回阳固脱，生津止泻。方法是以食盐末填满肚脐（神阙穴）上以艾炷灸至七壮。每壮艾炷将要燃尽时覆小杯于上，使热力内透。或以药艾条悬灸半小时。也可同肉桂、公丁香、吴茱萸、胡椒、干姜、附子、冰片等共研为末，少许填于脐中，上盖以食盐灸之。用此法治愈救活者甚多，并印帖药方证候，广为散发，时医或医者获方而得活救人，李氏医誉遍及远近邻县。

中华人民共和国成立后，李氏任彭县卫生工作者协会主任，彭县人民委员会委员，积极组织个体中医联合办诊所，开展中医诊疗活动。1952年，调温江地区医生进修班学习西医。此间温江地区医院一西医医师的儿子罹患麻疹合并肺炎，麻疹出不透而内闭隐伏，症见呼吸困难，神志不清，六脉沉细，体温骤降，西医西药抢救无效，遂请李氏以中医中药诊治，以存一线希望。李氏诊断其为麻毒被寒邪遏郁，阳虚邪陷，麻毒不能外达之症，予仲景方麻黄附子细辛汤二剂则疹透红润，布满皮肤，神志清楚，呼吸也恢复均匀，后以甘平清润之剂调理而愈。李氏认为："无论麻疹、猩红热、风疹等发疹性疾病，均应以透疹解毒为治，务使毒邪外透，疹子出透为顺。"又曰："麻本火候，非热则不得出"，该病见体温骤降，又见疹点不出，呼吸困难，神志不清，六脉沉细，是为逆证，多是危候，非助阳透疹不可。李氏辨证之准确，用药之灵活，深为西医佩服。

1956 年春，李氏奉调成都中医进修学校（成都中医药大学前身），从事中医、针灸教学和临床工作。十年"文化大革命"时期，李氏虽身受其害，仍坚持临床应诊不暇，诊余还潜心研究《周易》及各家医论，并先后到海南、西昌、甘孜等地抢救病人，进行科学研究，临床应诊。

1968 年，四川省甘孜藏族自治州某病人因患脑血管病变（中风），并发顽固性呃逆（膈肌痉挛），经当地及有关省市医院会诊治疗 1 个月，呃逆仍然不止，乃至汤水不入，特邀李氏会诊，诊断为中气虚弱，阴寒动膈，施以针刺治疗，取膈点（李氏奇穴之一，在第 7 胸椎棘突旁开 0.5 寸*处，即膈俞穴内 1 寸处），行补法手法，并配合温灸针柄，10 分钟后呃逆减轻，半小时后呃逆止，后以温中散寒，补虚和胃，降逆止呃之品善其后，可见李氏针灸手法之妙。

1978 年与 1979 年，李氏因公出差，先后两次遇车祸，幸免于难，造成严重的脑外伤后遗症继发糖尿病，感染肺结核，住院治疗一年，病情好转，但时有昏倒、抽搐发生，因早年深得海慧禅师的内养功法真传，遂练内养功半年，身体逐渐康复，并一直坚持临床应诊、会诊、科研、出国讲学、带徒等繁忙工作，直至 2003 年过世。

1981 年，李氏在多年的针灸临床工作中，发现一些老弱妇孺之病本应该用针灸治疗，却因畏针而失去了治疗的机会，李氏将自己的祖传的指针疗法，应用于临床，该疗法是以指代针，病人不觉痛苦，但指针疗法必须要有一定的气功功夫和指力才能达到治疗的效果，李氏自练嚜

*"寸"指中医同身寸

字气功，功底敦厚，指力能直达腧穴深部，李氏在这方面确实已进入高深的境界。指针疗法对头部及五官疾病效果较好，如头痛、眼疾、耳鸣耳聋等。李氏赴北京给中央首长治病时，多用指针疗法，效果颇佳。卫生部批准了成都中医药大学附属医院成立针灸指针研究室，以推广李氏的指针疗法。

李氏于 1983 年 3 月 7 日向时任全国人大常务委员会委员长的彭真写了一封信，反映了中医队伍后继乏人的问题。他在信中阐述了中医人员比 20 世纪 50 年代中期下降的六个原因。彭真委员长看了信后，当即批示给卫生部崔月犁部长，继而卫生部将信和批示发至全国各省、自治区、直辖市。彭真委员长的批示指出："李仲愚大夫是一位有真才实学，年逾花甲，学而不厌，诲人不倦的传统医学专家。他反映的情况，不是个别，值得注意，可供你们考虑，作为发展现代医学和传统医学问题时的参考。"李氏的信，促进了全国各省、市振兴中医工作会议的召开，促成了卫生部拨款支持全国部分中医药大学及附属医院的建设。

在振兴中医事业的大好形势下，李氏在年过花甲，身患慢性疾病的情况下，为使自己 60 多年的临床诊疗经验不致失传，能广泛地应用于临床，为病员解除痛苦，在卫生部的关怀下，在医院领导和上级主管部门的大力支持下，由李氏亲自组建了针灸指针研究室，承担了国家和省级多项中医药科研课题，开展了对李氏诊治经验的整理和临床研究。1986 年，国家"七五"重点攻关项目"李仲愚杵针疗法研究"中标，这是李氏家族 14 代的治病绝招，无私地奉献出来，并由李氏口述讲解，亲自操作示范，指导临床研究。1989 年这项研究获四川省科技进步二等奖。

李氏工作兢兢业业，生活俭朴，不为名利，行医几十年如一日，医德高尚，不分贵贱，对病人和蔼可亲，把病人当亲人；对经济困难的病人还解囊相助，上门诊病，帮助购买药品；对特殊的危重疑难病人，施用多种治疗措施，综合治疗；经常放弃休息时间为病人煎药，做药丸、药贴、药膏等，使病人能得到及时治疗；对一些路途较远的病人，不能来诊者，或书信求医者，都一一回信，寄上药方，解答病人提出的各种医疗问题，从无怨言，一心为病人，急病人之所急，痛病人之所痛，于1990年荣获四川省自然科学界精神文明标兵的光荣称号。

改革开放后，每年有数批外籍（美国、英国、法国、德国、以色列、日本、新加坡、加拿大）及港澳台地区的学员跟随李氏学习中医、针灸、杵针、气功、易经理论及临床实习。1993年，李氏应德国针灸学会邀请，到德国讲学中医、针灸、杵针等，很受欢迎。

李氏对医疗技术精益求精，一丝不苟，不自我炫耀，态度谦恭，实事求是，不故步自封，无门户之见。在繁忙的诊务和科研工作之外，还孤灯寒夜，秉笔疾书，总结经验，出版专著，传授知识，毫不保守。现已由四川科学技术出版社出版有《气功灵源发微》《杵针治疗学》等专著，并有多篇论文发表在各类报刊杂志上。1991年被国务院第一批授予有特殊贡献的专家称号，享受政府津贴。李氏，集医道（有著作，历任四川省针灸学会会长等职，曾为党和国家领导人治愈疑难杂症）、哲学（精通诸子与易学等）、宗教（善华严、密法等，曾以居士身份任成都市佛教协会副会长，更有多宝道人之誉）、文化（有诗作，字画俱佳）于一身，讲、辨、著、作（临床）堪能，更难得慈悲济世，以出世精神，做入世事业，为不可多得的一代名医。李氏于2003年1月去世，享年83岁。

第15代传承人钟枢才、李淑仁、赵文、邓又新等全面继承李老学术思想，为杵针流派奠定了基础。第16代传承人钟磊、晋松、张小彦、韩海军、郑有佰、陈廷辉等依托成都中医药大学附属医院建立四川李氏杵针流派传承工作室，更加科学有效地继承发扬，不断拓展杵针在临床上各个领域的应用。第17代传承人董远蔚、陈日高、冯大刚、吕品、王鑫灵、杨斐、唐国盛、李杨、何文钦、Sissi Ruoxi Pan、查宇亮、罗丹青、郭鸿、邓建伟、高秀花等在第 15 代、第 16 代传承人孜孜不倦的培养下已逐渐能够在临床上独当一面，并在更宽广的领域推广杵针治疗这一临床适宜技术。

杵针疗法为中国医经所未载，《道藏》典籍亦未见记述。在秘传过程中，只是口授其方法，无文字记载。然而其学术思想源于羲黄古易，其辨证、立法、取穴、布阵，多寓有《周易》《阴符》、理、气、象、数之意，与中医学理论水乳相融。此绝技幸传于李氏家族，亦幸入于医家，不尔，亦与东流同逝矣！

杵针疗法的特点是其辨证思想与中医学理论相同。其不同之处：①不用药物，但也不排除用药。②虽属针灸疗法，而不用金针，砭石刺入穴下，故无破皮伤肌之苦，无创痕感染之忧。病者易于接受，妇孺皆无惧怯，故较易于推广。③取穴精当，以原络、俞募、河车、八阵之穴为主，天应为导，易于学习掌握。有利无弊，有病治病，无病强身，诚治病之王道，保健之宝籍也。杵针疗法为中医治疗学开拓了新的领域，尤其为中老年强身保健提供了极有益的方法。20 世纪 70 ~ 80 年代，李仲愚先生为利益于广大人群，遂逐渐公开此方法。

“四川李氏杵针流派传承工作室”为国家中医药管理局于 2012 年遴选的全国首批 64 家中医学术流派传承工作室建设项目之一。在国家中医药管理局、四川省中医药管理局、国家中医药管理局中医学术流派传承推广基地（广州）的领导下，受到成都中医药大学附属医院建设单位的高度重视，通过工作室全体人员共同努力，在梳理传承脉络、完善学术思想、提炼诊疗技术、挖掘流派文化、建设传承平台、培养多样化人才、建设示范特色门诊、开发特色制剂、推广诊疗技术、建设流派网站等多个方面进行有序建设。目前各项建设工作进展顺利，并取得了阶段性成果。流派目前已在中国中医药科学研究院附属北京广安门医院、广汉市中医院、安溪县中医院、德国慕尼黑张小彦中医馆、广州中医药大学第一附属医院、四川大学华西第四医院、北京中医药大学附属东直门医院、四川大学公众健康与社会发展研究所（体育学院 / 体育科学研究所）等建立了 12 个二级工作站，并于 2016 年成立四川省中医药学会杵针专委会，为杵针的推广与传承提供了一个更高的平台。李氏杵针流派将紧跟时代脉搏不断向前发展，孜孜以求地虚心向同道及诸流派学习，勤勤恳恳地培养后备传人，大公无私地传承流派医术。

第二节　杵针的特点

杵针除工具特殊以外，还具有人文关爱、讲究布阵和选穴精简等特点。

一、人文关爱

到目前为止，不仅许多小孩，而且老人与成人，也都难以克服恐针感。杵针以不刺破皮肤的方式（以现代医学术语说，是无菌性物理疗法），既避免了畏针人群的恐惧感，又减少了感染的可能性。

二、以布阵代替配穴

前面已说到的杵针的几组布阵，其实，人体全身的相关部位都可以布阵，比如人的耳朵可以布阵，人的眼睛也可以布阵，人的鼻子、口腔、腹部和肢体均可以布阵。

阵与阵之间是否会相互制约呢？不会。人体的经络是立体的，有如华严世界。因此，杵针布阵，绝不怕此阵与彼阵联通，也不怕此阵与彼阵重复。恰如广厦与夜市，数十盏灯到千万盏灯的灯光并没有相互妨碍，而是光光相融，相互印证与发挥。《华严经》指出，整个虚空宇宙，犹如一张大网，叫作因陀罗网，是由宝珠织成。宝珠是圆形的，因而具备无数的面，每一颗宝珠里面都有整个宇宙网的形象。单颗宝珠，庄严全网时，即庄严了自身，所以珠与珠之间，是相互印证与融通的。这便是杵针与指针布阵的秘密。

三、选穴精简、临床施治方便

道教祖师马丹阳，正是为了方便更多患者，总结发明了天星十二穴，即选手脚端十二正经诸穴，依“本经有病本经求，本经有病他经求”的理念，统治人体各种疾病。既给妇女不解衣裙的方便，又给全体患者冬天不脱棉衣的方便。杵针不仅具有取穴的方便，又有选一定的河车路与八阵穴统治一类证候的方便。不论其细微的辨证辨病清不清楚，只要判明阴阳，即可选补、泻、平补平泻之法，将治病和强身统一起来，切实提高临床疗效。

杵针除八阵穴、河车路和八廓穴以外，其选穴都很精简，远没有毫针选用的穴位多。比较重要的有：

1. 奇经八脉交会的 8 个穴

2. 十二经的原穴和络穴

人体十二正经，有井、荥、输（原）、经、合各穴。元代推广的子午流注针法，即专用此 66 个穴。而杵针，则只选用十二正经的原穴和络穴，共 24 个穴。肺原太渊，相表里者为大肠，故络偏历；余下是脾原太白，胃络丰隆；心原神门，小肠络支正；肾原太溪，膀胱络飞扬；肝原太冲，胆络光明；心包原大陵，三焦络外关；大肠原合谷，肺络列缺；胃原冲阳，脾络公孙；小肠原腕骨，心络通里；三焦原阳池，心包络内关；膀胱原京骨，肾络大钟；胆原丘墟，肝络蠡沟。这样，将阴阳表里沟通，治病很是方便。除此之外，即是“阿是穴”。

3. 八会穴

歌曰："气会膻中血膈俞，筋会阳陵脉太渊，骨会大杼髓绝骨，脏会章门腑中脘。"具体说来，即凡气病选膻中，血病选膈俞，筋病选阳陵，脉病取太渊，骨病取大杼，髓病取绝骨，脏病取章门，腑病取中脘，临床均有良效。

4. 胸部最重要的 12 个募穴

中府（肺募）、膻中（心包募）、巨阙（心募）、期门（肝募）、日月（胆募）、中脘（胃募）、天枢（大肠募）、关元（小肠募）、石门（三焦募）、中极（膀胱募）、章门（脾募）、京门（肾募）。运杵针于 12 募，仅用奎星笔即可。

指针和杵针，看似分途，其实同宗。分开来说，指针和杵针可以相互补充；合起来看，指针涵盖了杵针的心法，杵针则丰富了指针的应用。

5. 马丹阳天星十二穴歌

三里内庭穴，曲池合谷接，委中配承山，太冲昆仑穴，环跳并阳陵，通里并列缺，合担用法担，合截用法截。三百六十穴，不出十二诀，治病如神灵，浑如汤泼雪，北斗降真机，金锁教开彻，至人可传授，匪人莫浪说。

第三节　杵针疗法常用特色穴位

杵针疗法治病时的选穴与针灸疗法选穴基本相同，但杵针疗法有其特殊穴位。

一、八阵穴

八阵穴是以一个腧穴为中宫，把中宫到一定距离作为半径，画一个圆圈，把这个圆圈分为 8 个等份，即天、地、风、云、龙、虎、鸟、蛇，与八卦相应为乾、坤、坎、离、震、巽、艮、兑，形成 8 个穴位，即为外八阵。再把中宫到外八阵的距离分为 3 个等份，画成两个圆圈，即为中八阵和内八阵。内、中、外八阵上的穴位就形成了八阵穴（图 1）。

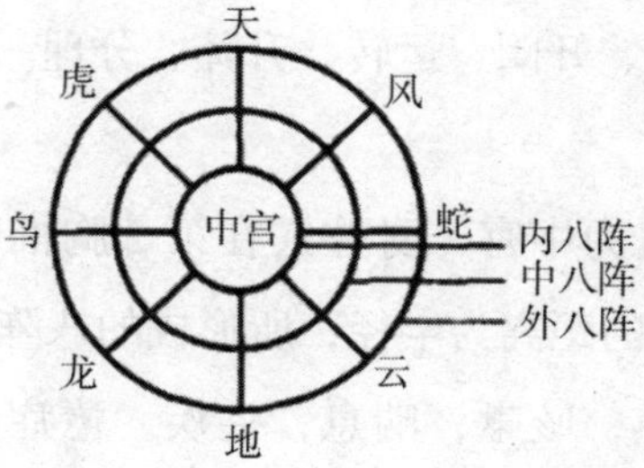

图 1　八阵穴示意图

1. 泥丸八阵（百会八阵）

定位：以泥丸（百会穴）为中宫，百会穴到印堂穴为半径，所形成的八阵穴为泥丸八阵。

主治：中风偏瘫，失语，偏正头痛，目眩，耳鸣耳聋，脑鸣，失眠，健忘，肢体痿废，癫、狂、痫等神经、精神系统的病证。

手法：杵针点叩、升降、开阖、运转、分理。

2. 风府八阵

定位：以风府穴为中宫（风府穴在项后正中，枕骨粗隆下两筋之间凹陷处，入发际 1 寸处），从风府穴到后发际边缘的长度为半径，所构成的八阵穴为风府八阵。

主治：中风，失语，头痛，颈项强痛，眩晕，鼻塞，鼻衄，咽喉痛，口腔红肿疼痛，耳鸣耳聋，失眠，健忘，癫痫，癔症，小儿惊风，半身不遂，四肢痿弱，痉挛等病证。

手法：杵针点叩、升降、开阖、运转、分理。

3. 大椎八阵

定位：以大椎穴为中宫（大椎穴在第7颈椎棘突下凹陷中），从大椎穴到左右旁开3寸处为半径，所形成的八阵穴为大椎八阵。

主治：颈项强痛，外感发热，咳喘，疟疾，骨蒸盗汗，癫痫，风疹等病证。

手法：杵针点叩、开阖、运转、升降、分理。

4. 身柱八阵

定位：以身柱穴为中宫（身柱穴在第2胸椎棘突下凹陷中），从身柱穴到左右魄户穴的距离为半径，所形成的八阵穴为身柱八阵。

主治：外感发热，咳嗽，喘息，疟疾，癔症，癫痫，脊背痹痛，小儿惊痫，乳痈，胸痹，呕吐以及上肢痿弱，麻痹，瘫痪等病证。

手法：杵针点叩、升降、开阖、运转、分理。

5. 神道八阵

定位：以神道穴为中宫（神道穴在第5胸椎棘突下凹陷中），从神道穴到左右神堂穴的距离为半径，所形成的八阵穴为神道八阵。

主治：心悸，怔忡，心痛，胸痹，心胸烦满，失眠，健忘，咳嗽，喘息，小儿惊风，乳痈，乳房肿块，食道梗阻，呕恶，嗳气等病证。

手法：杵针点叩、升降、开阖、运转、分理。

6. 至阳八阵

定位：以至阳穴为中宫（至阳穴在第7胸椎棘突下凹陷中），从至阳穴到左右膈关穴的距离为半径所形成的八阵穴为至阳八阵。

主治：肝、胆、脾、胃、胰等脏腑病证。如胸胁胀满疼痛，呕吐，胃痛，痞满，黄疸，咳嗽，哮喘，疟疾，呃逆，嗳腐吞酸等病证。

手法：杵针点叩、升降、开阖、分理、运转。

7. 筋缩八阵

定位：以筋缩八阵为中宫（筋缩穴在第9胸椎棘突下凹陷

中），从筋缩穴到左右魄门穴的距离为半径，所形成的八阵穴为筋缩八阵。

主治：癫痫，脊强，胃痛，腹胀，呕吐，嗳气，呃逆，黄疸等肝、胆、脾、胃脏腑的疾病。

手法：杵针点叩、升降、开阖、运转、分理。

8. 脊中八阵

定位：以脊中穴为中宫（脊中穴在第 11 胸椎棘突下凹陷中），从脊中穴到左右意舍穴的距离为半径，所形成的八阵穴为脊中八阵。

主治：腹痛，腹胀，泄泻，黄疸，痢疾，癫痫，小儿疳积，脱肛等脾胃疾病。

手法：杵针点叩、升降、开阖、运转、分理。

9. 命门八阵

定位：以命门穴为中宫（命门穴在第 2 腰椎棘突下凹陷中），从命门穴到左右志室穴的距离为半径，所形成的八阵穴为命门八阵。

主治：腹胀，腹泻，遗精，阳痿，带下病，月经不调，痛经，经闭，耳鸣耳聋，水肿，遗尿，下肢麻痹，痿软，瘫痪，小便频数，小便短少，癃闭等病证。

手法：杵针点叩、升降、开阖、运转、分理。

10. 腰阳关八阵

定位：以腰阳关穴为中宫（腰阳关穴在第 4 腰椎棘突下凹陷中，与髂前上棘平齐），从腰阳关穴到左右大肠俞穴的距离为半径，所形成的八阵穴为腰阳关八阵。

主治：腹痛，腹泻，痢疾，脱肛，便秘，遗精，阳痿，早泄，月经不调，痛经，经闭，带下，腰骶强痛，下肢痿弱，强直，痉挛或麻木，疼痛等病证。

手法：杵针点叩、升降、开阖、运转、分理。

11. 腰俞八阵

定位：以腰俞穴为中宫（腰俞穴在骶管裂孔处），从腰俞穴到左右秩边穴的距离为半径，所形成的八阵穴为腰俞八阵。

主治：腹痛，腹泻，便秘，脱肛，月经不调，痛经，经闭，崩漏，痔漏，腰脊强痛，下肢痿痹，强痛，遗精，阳痿，早泄，带下等病证。

手法：杵针点叩、升降、开阖、运转、分理。

八阵穴的布阵是灵活多变的，不仅可在头面、背部督脉、腹部任脉上布阵，而且还可采取俞募配穴、原络配穴及在阿是穴上布阵。总之，临床上要根据病情辨证选用。

二、河车路

人体气血是通过经络的运行，周而复始，如环无端，不停地升降运转。杵针疗法就是通过杵针在人体河车路上，通过施行各种手法，促进人体气血运行，畅通经脉，从而达到治病的目的。

人体的河车路可分为头部河车路、腰背部河车路、胸腹部河车路。各部河车路根据所属脏腑和主治不同，又可分为若干段（图 2）。

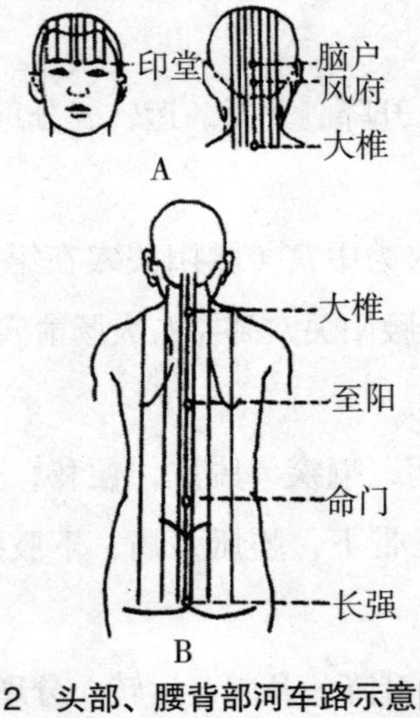

图 2　头部、腰背部河车路示意图

1. 头部河车路

（1）河车路印脑段

定位：头部河车路印脑段共有 7 条；中间 1 条从印堂穴到脑户穴，为督脉经；目内眦至相对应的脑户穴旁，为第 2 条线；瞳仁正中至相对应的脑户穴旁，为第 3 条线；目外眦至相对应的脑户穴旁，为第 4 条线。其中，印堂至脑户穴督脉线为单线，其余第 2、3、4 条为左右对称，共 6 条，加上正中 1 条，共 7 条。

主治：中风瘫痪，肢体痿软，痉挛，抽风，头风，失眠，眩晕，癫痫，狂证，目疾，耳病，目病。

手法：杵针点叩、升降、开阖、运转、分理。

（2）河车路脑椎段

定位：从脑户穴到大椎穴和脑户穴到大椎穴两旁与两眼内眦、外眦及瞳仁之间的距离相等的左右 3 条线，为河车脑椎段，在此河车路上有 7 个穴位，即眼点、鼻点、耳点、口点、唇齿点、舌点、咽喉点。这 7 个穴位，分别在脑户穴至大椎穴的河车路线上的 1/7 处。

主治：眼、耳、口、鼻、舌、唇齿、咽喉诸证以及眩晕、失眠、心悸等病证。

手法：杵针点叩、升降、开阖、运转、分理。

2. 腰背部河车路

（1）河车路椎至段

定位：从大椎穴到至阳穴的中线和从大椎穴到至阳穴的脊柱两旁的 3 条线，即脊柱（督脉）旁开 0.5 寸的第 1 条线，该线与夹脊穴连线相同；脊柱（督脉）旁开 1.5 寸的第 2 条线，该线与足太阳膀胱经在背部的第 1 条线相同；脊柱（督脉）旁开 3 寸的第 3 条线，该线与足太阳膀胱经在背部的第 2 条线相同。在第 1 条路线上有大椎点、陶道点、风门点、肺点、心包点、心点、督点、膈点，每个点与该段督脉经和足太阳膀胱经的同名腧穴相对应。

主治：大椎点、陶道点、风门点段河车路主治咳嗽，喘息，感冒，温邪初起，疟疾等病证。肺点、厥阴点、心点、督点、膈点段河车路主治胸闷、胸痛、心悸、怔忡、健忘、心痛等心肺疾病以及噎膈、呃逆、呕吐等肺胃疾病。

手法：杵针点叩、升降、开阖、运转、分理。

（2）河车路命阳段

定位：从至阳穴到命门穴的正中线和从至阳穴到命门穴的脊柱两旁的3条线，即督脉旁开0.5寸的第1条线；脊柱（督脉）旁开1.5寸的第2条线，该线与足太阳膀胱经在背部的第1条线相同；脊柱（督脉）旁开3寸的第3条线，该线与足太阳膀胱经在背部的第2条线相同，为河车路阳命段。在第1条路线上有膈点、胰点、肝点、胆点、脾点、胃点、三焦点、肾点，每个点与该段督脉经与足太阳膀胱经的同名俞穴相对应。

主治：胃脘痛，胁肋痛，腹胀，腹泻，痢疾，呃逆，呕吐，嗳气，便秘，尿频，尿急，尿痛，血尿，遗尿，月经不调，痛经，经闭，崩漏，带下，遗精，阳痿以及下肢痿弱，瘫痪等疾病。

手法：杵针点叩、升降、开阖、运转、分理。

（3）河车路命强段

定位：从门命穴到长强穴的中线和从命门穴到长强穴的脊柱两旁的3条线，即脊柱（督脉）旁开0.5寸的第1条线；脊柱（督脉）旁开1.5寸的第2条线；该线与足太阳膀胱经在背部的第1条线相同；脊柱（督脉经）旁开3寸的第3条线，该线与足太阳膀胱经在背部的第2条线相同。

主治：脊强腰痛，遗尿，尿频，泄泻，遗精，阳痿，腹痛，腹胀，月经不调，痛经，经闭，赤白带下，流产，头晕耳鸣，耳聋，癫痫，惊恐，手足逆冷，下肢痿痹，中风下肢不遂，腰膝酸软无力，潮热盗汗，骨蒸劳热。

手法：杵针点叩、升降、开阖、运转、分理。

3. 胸腹部河车路

胸腹部河车路为河车前线，该线从任脉经的天突穴直下，经过胸，上腹，下腹到会阴处，与督脉经相交。从任脉经两旁的左右各 3 条线为河车左右线。河车前线可分为以下几段（图 3）。

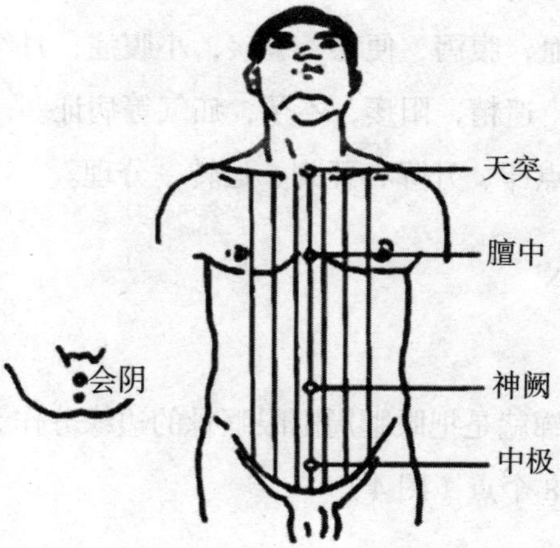

图 3　胸腹部河车路示意图

（1）河车路天膻段

定位：从任脉经的天突穴到膻中穴的任脉经中线，和任脉经旁开 0.5 寸、1.5 寸、3 寸的 3 条线，为河车路天膻段。

主治：食道、心、肺、膈等急、慢性疾病，如胸痹、心痛、咳嗽、喘息、呃逆、心悸等病证。

手法：杵针点叩、升降、开阖、运转、分理。

（2）河车路膻阙段

定位：从膻中穴到神阙穴的任脉经正中线，和任脉经旁开 0.5 寸、

1.5 寸、3 寸的 3 条线，为河车路膻阙段。

主治：脾、胃、肝、胆疾病，如胃脘胀满、疼痛、呃逆、呕恶、胸痹、胁痛等病证。

手法：杵针点叩、升降、开阖、运转、分理。

（3）河车路阙极段

定位：从神阙穴到中极穴的任脉正中线，和任脉经旁开 0.5 寸、1.5 寸、3 寸的 3 条线为河车阙极段。

主治：大肠、小肠、尿道、膀胱、盆腔、子宫等脏器的病变，如淋证，尿闭，尿血，腹泻，便秘，痢疾，小腹痛，月经不调，痛经，经闭，崩漏，带下，遗精，阳痿，不孕，疝气等病证。

手法：杵针点叩、升降、开阖、运转、分理。

三、八廓穴

1. 眼八廓

定位：眼八廓就是把眼眶周围眼眶骨的边缘分作天、地、山、泽、风、雷、水、火 8 个点（图 4）。

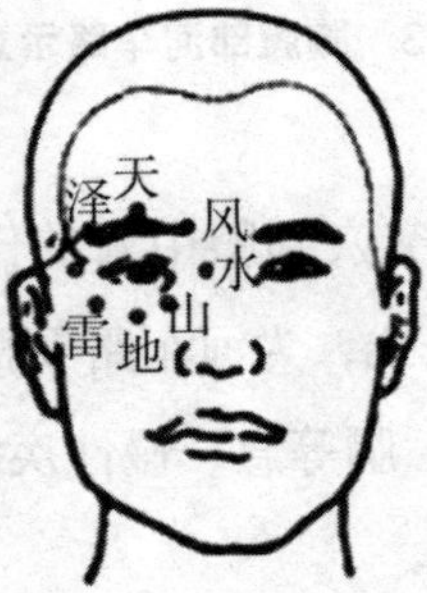

图 4　眼八廓示意图

主治：目赤、目肿、目痛、溢泪、云翳、胬肉、瞳神缩小或散大，视物昏花，视物不正，弱视、复视，畏光羞明，眼见红星、飞蚊、黑点等眼病。

手法：杵针点叩、开阖。

2. 耳八廓

定位：沿耳根周围分成天、地、山、泽、风、雷、水、火八个点，称为耳八廓（图 5）。

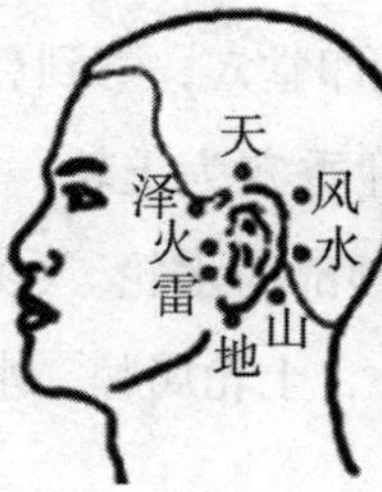

图 5　耳八廓示意图

主治：耳病，如耳内溃脓流液，红肿，疼痛，耳鸣，耳聋以及腮部红肿疼痛等病证。

手法：杵针点叩、开阖。

3. 鼻八廓

定位：以鼻端的素髎穴平行到迎香穴的距离为半径画一个圆圈，把这个圆圈分成为天、地、山、泽、风、雷、水、火 8 个点为鼻八廓（图 6）。

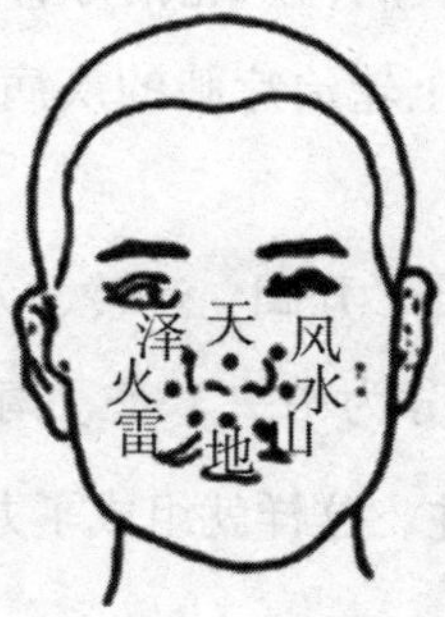

图 6　鼻八廓示意图

主治：鼻部疾病，如鼻塞，鼻鸣，鼻渊，鼻流浊涕，鼻流腐物，鼻不闻香臭等疾病。

手法：杵针点叩、开阖。

四、面部五轮穴

定位：①前发际上从神庭穴到左右头维穴，下从两眉之间的印堂穴至左右眉梢为火轮。②上从印堂穴，下到鼻准，两旁从攒竹穴到内眼角，从内眼角环行到左右的迎香穴为土轮。③从人中穴到迎香穴，从迎香穴下行到地仓穴，再至颏部为水轮。④左颧部为木轮。⑤右颧部为金轮。五轮当中，火轮属心，土轮属脾，水轮属肾，木轮属肝，金轮属肺。

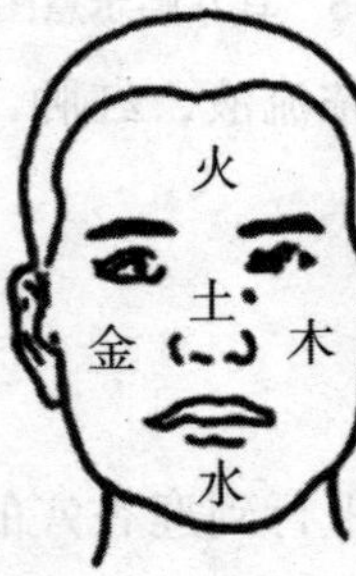

图7　面部五轮示意图

主治：火轮治疗心的疾病；水轮治疗肾的疾病；木轮治疗肝的疾病；金轮治疗肺的疾病；土轮治疗脾的疾病。还可以治疗相应部位的疾病。

手法：杵针点叩、升降、开阖、运转、分理。

附注：五轮之中又可分为中央、东、南、西、北和东北、东南、西南、西北四隅，各具九注，这样就组成了九宫八卦，每卦还可以根据病情施以迎随治疗。

第四节　杵针工具

杵针根源指针，故杵针亦可说是指针的一种显像与表达。杵针是在医家内力不具、指力不能透达脏腑之际的一种选择，亦是救生护生的一种方便。由于这种方便，杵针治疗的工具就显得很重要了。杵针是以一种特制的工具，通过一定的手法，刺激人体体表腧穴，但针具不刺入人体肌肤之内，作用于经络、脏腑，调和阴阳，扶正祛邪，疏通经络，行气活血，从而达到治病强身，康复保健的目的。

杵针是李氏继承家传，长期在临床上实践而发展起来的，能广泛运用于疾病的治疗、康复和强身保健。治疗工具曾以牛角、檀木、玉石、银等作为基本材料，后李仲愚先生提倡以铜为基本材料，确定了“一套四件”杵针工具的标准，奠定了向社会推广的基础。

一、杵针的构造

杵针用牛角、优质硬木、玉石、金属等材料制作而成。杵针的结构可分为3个部分（图8）。

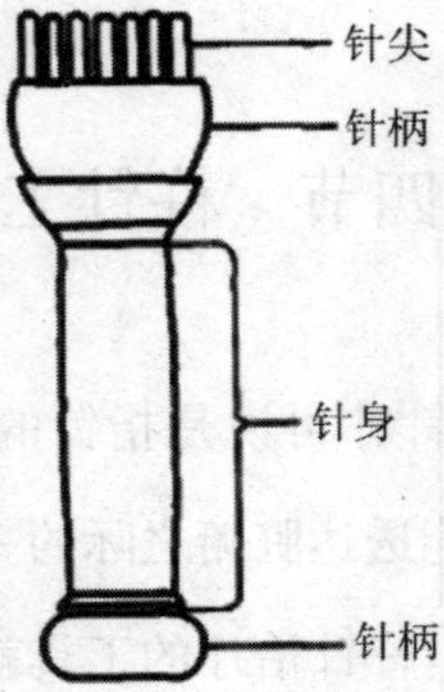

图 8　杵针结构示意图

1. 针身

医者手持处称为针身。

2. 针柄

杵针两头固定针尖的部位称为针柄。

3. 针尖

杵针的尖端部分称为针尖，是杵针直接接触腧穴的部分。

二、杵针的规格

杵针因临床时操作的手法和作用不同而名称各异（图 9）。

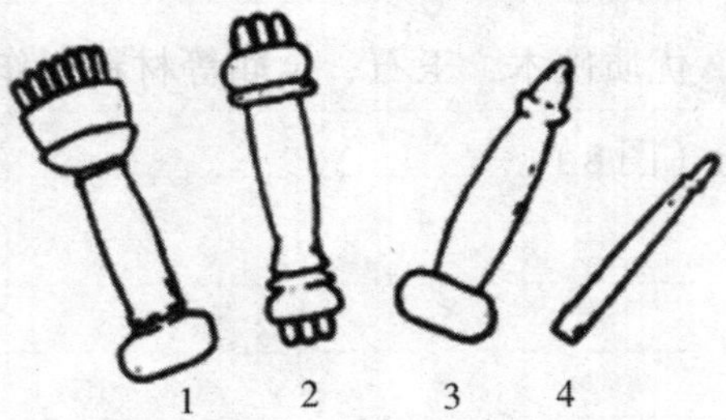

图 9　杵针工具

1. 七曜混元杵　2. 五星三台杵　3. 金刚杵　4. 奎星笔

1. 七曜混元杵

长 10.5 cm，一头呈圆弧形，多作运转手法用，另一头为平行的 7 个钝爪，多作分理手法用。

2. 五星三台杵

长 11.5 cm，一头有三脚并排，另一头为梅花形五脚，多作点叩、升降、开阖或运转手法用。

3. 金刚杵

长 10.5 cm，一头为圆弧形，另一头为钝椎形，多作点叩、升降、开阖手法用。

4. 奎星笔

长 8 cm，一头为椭圆形，另一头为钝椎形，多作点叩、升降、开阖手法用。

第五节 杵针治疗前的准备

一、杵针针具的选择

杵针针具的选择，应以杵针无缺损，针尖无松动，针身、针柄和针尖光滑圆整，各类杵针的规格齐全者为佳。在临床使用时，还应根据患者的性别、年龄、形体的肥瘦、体质的强弱、病情的虚实、施治的部位、操作手法的不同，选择相应的针具。《灵枢·官针》篇说："九针之宜，各有所为，长短大小，各有所施也。"杵针治病，也不例外。如面积大的河车路穴位，可选用七曜混元杵或五星三台杵做运转、分理手法治疗；人中、内关、至阴、少商等面积较小的穴位，可选用金刚杵或奎星笔做点叩、升降、开阖手法治疗。

二、体位的选择

对患者施术时采用的体位姿势，应以施术者能取穴准确，操作方便，病人肢体舒适，并能较长时间接受杵针治疗为原则。杵针治疗取穴体位主要有以下几种：

（1）仰卧位：适用于取头、面、胸、腹部的穴位，和上、下肢部位的部分穴位。如上星、人中、膻中、关元，胸腹部的河车路天膻段、膻阙段、内关、足三里等穴。

（2）侧卧位：适宜取身体侧面的少阳经穴位和上、下肢部分的穴位，如肩髎、环跳、日月、期门、风市、丰隆等穴。

（3）俯卧位：适宜取头、项、脊背、腰尻部腧穴和下肢背侧及上肢部分的穴位，如百会、风池、风府，背部的河车路椎至段、阳命段、神道八阵、命门八阵，承扶、委中、承山等穴位。

（4）仰靠坐位：适宜取头面部、颜面和颈前等部位的穴位，如上星、印堂、人中、天突、眼八廓等穴位。

（5）俯伏坐位：适宜取后头和项、背部的穴位，如风池、风府、大椎八阵、身柱八阵等穴位。

（6）侧伏坐位：适宜取头部的一侧、面颊及耳前后部位的穴位，如太阳、翳风、耳八廓等穴位。

在临床治疗时，除上述常用体位外，对某些腧穴则应根据具体不同要求采取不同的体位。同时也应注意，若可能用一种体位取处方所选腧穴时，就不应采用两种或两种以上的体位。而应根据患者体质、病情等具体情况灵活掌握。

三、消毒

杵针治疗，一般针具只在腧穴的皮肤上进行点叩、升降、开阖、运转、分理等手法，不刺入皮肤、肌肉之内，故针具、腧穴部位和医者手指一般不必进行严格消毒处理。但是由于现代医疗的无菌意识增强，在进行杵针治疗前需用酒精对工具及施术部位进行消毒。

第六节　杵针治疗的手法

一、持杵和行杵

一般以医者右手持杵针，称为刺手，左手辅助治疗，称为押手。刺手的作用是执持杵针，直接在病人腧穴上施杵。押手的作用是固定腧穴，辅助刺手进行施杵。

1. 持杵方法

（1）执笔法：以医者右手食指、中指及拇指持杵身，下端针柄靠在无名指上或用拇指、食指持针身，中指靠贴杵柄，如执笔一样（图10）。此法适宜于头面、胸腹及四肢肌肉浅薄部位的穴位治疗。

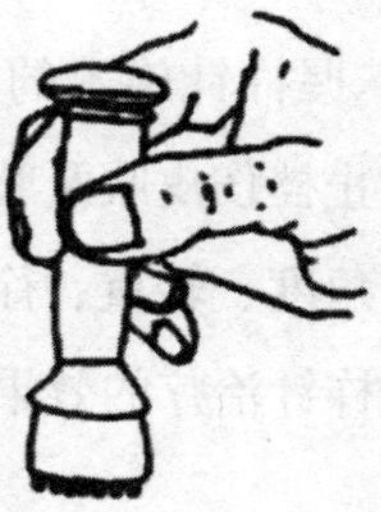

图10　执笔法

（2）直握法：医者以右手拇指和其余四指相对握住杵身，如握拳法（图11）。此法适宜于腰、背、骶及四肢肌肉丰厚部位的穴位治疗。

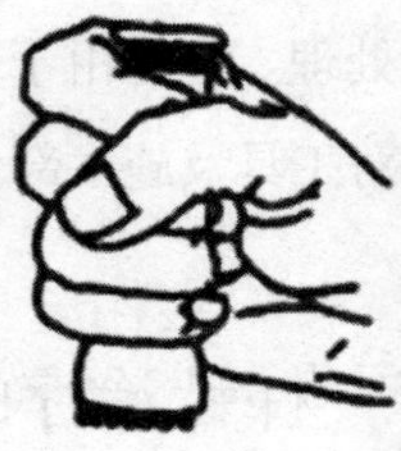

图 11　直握法

2. 行杵方法

（1）寻按行杵法：医者以左手拇、食二指寻按腧穴部位，右手循左手寻按部位行杵。此法宜手七曜混元杵或五星三台杵作分理、运转手法的腧穴，如八阵穴、河车路等。

（2）指压行杵法：医者以左手拇指前端寻压在腧穴旁边，右手持杵针紧靠左手拇指行杵，此法宜于奎星笔点叩的腧穴，如上星、人中等。

二、行杵的高度、角度、轻重、徐疾

在杵针操作中，正确掌握杵针施术的上下高度、角度、轻重、徐疾对提高杵针治疗效果，防止挫伤皮肤及肢体有着重要意义。临床上同一腧穴，由于杵针的高度、角度、轻重、徐疾不同，杵针透达体内的针感亦有差异，并直接影响到杵针治疗的效果。

1. 行杵高度

行杵高度即杵尖与接触治疗部位体表皮肤间的距离。临床上视杵针器具的制作材料和施术手法、施术部位以及病人体质情况而定。若杵针工具质地重，病人体质瘦弱，施术部位面积较小的，则行杵高度稍低一些；若杵针工具质地轻，病人体质肥胖，施术部位面积较大的，则行杵高度稍高一些。总之，以病人在行杵时感到舒适为度。

2. 行杵角度

行杵的角度，是在行杵时杵针针具与行杵部位皮肤表面形成的夹角，它是根据腧穴所在的位置和医者行杵时要达到的治疗目的而定的。一般有直杵、斜杵、旋转杵 3 种习用角度。

（1）直杵：杵身与治疗部位皮肤表面呈 90°，垂直行杵。此法适用于人体的大部分腧穴，也是临床上最常用的一种行杵方法。

（2）斜杵：杵身与治疗部位皮肤表面呈 30° ~ 45°，倾斜行杵。此法宜于指掌、耳廓等部位的腧穴。

（3）旋转杵：杵身与治疗部位皮肤表面呈 90°，旋转行杵，即顺时针或逆时针旋转，此法常用于杵针运转手法，对腧穴面积较大的部位进行操作治疗，如八阵穴、河车路等。

3. 行杵轻重

行杵轻重应根据制作杵针工具的材料质地、施术部位和病人体质情况而定。凡杵针工具质地轻，病人体质肥胖，施术部位肌肉丰厚的行杵较重；凡杵针工具质地重，病人体质瘦弱，施术部位肌肉瘦薄的行杵较轻。行杵轻重的标准是，轻：受术者有杵针治疗感觉，但不感到刺激偏重而不适；重：受术者能耐受行杵时的最大刺激，但无疼痛不适之感。

4. 行杵徐疾

行杵徐疾应根据病者的体质、施术部位、病情虚实等情况而灵活运用。

徐：一呼一吸行杵 4 次左右，即每分钟 60 ~ 80 次。

疾：一呼一吸行杵 6 次左右，即每分钟 90 ~ 120 次。

临床行杵时的高度、角度、轻重、徐疾，还应根据病人体质、形态、年龄、施术部位、病情虚实等情况综合而定。凡老年、幼童、体弱、久病气虚者，宜轻、疾、浅杵；青壮年、体健、正盛邪微、新感气实者，宜重、徐、深杵。凡羸瘦之体宜轻浅行杵，肥厚之躯可深重行杵。凡头、胸、腹部位腧穴宜轻杵之，背、骶、臀部位腧穴可重杵之。凡虚证以轻快行杵，实证以重缓行杵。

三、行杵与得气

杵针治疗中，为使患者产生杵针刺激感应而使用一定的手法，称为行杵。杵针刺激部位产生的经气感应，称为得气，或称杵针感应。患者出现杵针感应后，除具有与针刺治疗类似的酸、麻、胀、重等针感外，还会出现刺激部位皮肤潮红和局部的温热感觉以及病人特有的全身轻松、舒适、怡悦的感觉。

得气与否以及气至的迟速，不仅直接关系到杵针治疗的效果，而且可以借此窥测疾病的预后情况。《灵枢·九针十二原》说："刺之而气不至，无向其数，刺之而气至，乃去之……刺之要，气至而有效。"这充分说明了得气与否的重要意义。临床上一般是得气迅速时，疗效较好，得气较慢时，疗效则差，若不得气，就可能无治疗效果。《金针赋》也说："气速效速，气迟效迟。"临床上有因素体阳虚，或气血不足，或气滞血瘀，肌肤甲错者，或久病正虚，身体瘦弱者，导致经气不足或滞涩，致使行杵后"气不至"而不易得气的情况，可酌情调节行杵的轻重快慢，延长治疗时间，以促进其经气的来复。个别患者在针刺治疗三五日内针感不明显，但随着疗程的延长，针感亦渐渐增加。《灵枢·官能》说："针所不为，灸之所宜。"必要时也可行杵前或后在腧穴上辅加艾灸以助益经气。

四、杵针操作的基本手法

李氏杵针操作手法，集针砭、按摩之长，承导引之术，融九宫河洛之法。具有手法简便，易于操作的特点。常用的杵针操作手法有以下几种：

1. 点叩手法

行杵时，杵尖向施术部位反复点叩或叩击，如雀啄食，点叩叩击频率快，压力小，触及浅者，刺激就小；点叩叩击频率慢，压力大，触及深者，刺激就大。以叩至皮肤潮红为度。此法宜于用金刚杵或奎星笔在面积较小的腧穴上施术。如人中、少商、商阳等穴。

2. 升降手法

行杵时，杵针针尖接触施杵腧穴处皮肤，然后一上一下的上推下退，上推为升，下退为降，推者气血向上，退者气血向下。此法一般宜用金刚杵或奎星笔在面积稍大的腧穴上施术。如环跳、风市、足三里等穴。

3. 开阖手法

行杵时，杵针针尖接触施杵腧穴处皮肤，然后医者逐渐贯力达于杵针针尖，向下进杵，则为开，进杵程度以病人能忍受为度，达到使气血向四周分散的目的，随后医者慢慢将杵针向上提，但杵针针尖不能离开施术腧穴的皮肤，此为阖，能达到气血还原的目的。此法一般宜于用金刚杵或奎星笔在面积较小的腧穴上施术。如翳风、人中、隐白等穴。

4. 运转手法

行杵时，七曜混元杵与五星三台杵的杵针尖，或金刚杵或奎星笔的杵柄紧贴施术腧穴处皮肤，作从内向外，再从外向内（太极运转），或顺时针、逆时针（左右运转）方向的环形运转。临床上根据施术腧穴部位的不同，运转手法亦不同，八阵穴多作太极运转，河车路多作上下或左右运转，一般腧穴多作左右运转。

5. 分理手法

行杵时，针柄或针尖紧贴施术腧穴处皮肤，作左右分推，此为分；上下推退，则为理。该法又称分筋理气法，一般多用于八阵穴和河车路穴位以及腧穴面积较大的部位治疗，以分理至皮肤潮红为度。

五、杵针补泻手法

杵针疗法的手法补泻，以补虚泻实，祛邪扶正，调理气机，平衡阴阳，防病治病为目的，与针刺补泻有异曲同工之妙。李氏宗历代针砭之圣理，发扬师传之奥微，深明临床之心德，概括杵针补泻手法如下：

1. 升降补泻法

补法：杵针针尖点压腧穴后，向上推动则为补。

泻法：杵针针尖点压腧穴后，向下推动则为泻。

2. 开阖补泻法

补法：杵针针尖点压腧穴上，由浅入深，渐进用力，向下进杵，渐退出杵，则为补法。

泻法：杵针针尖点压腧穴上，由深渐浅，迅速减力，向上提杵，则为泻法。

3. 迎随补泻法

补法：随经络气血循行或河车路气血的循行、太极运行方向行杵者，则为补法。

泻法：逆经络气血循行或河车路气血的循行、太极运行方向行杵者，则为泻法。

4. 轻重补泻法

补法：凡轻浅行杵，则为补法。

泻法：凡重深行杵，则为泻法。

5. 徐疾补泻法

补法：凡快而轻的手法，则为补法。

泻法：凡重而慢的手法，则为泻法。

6. 平补平泻法

行杵轻重快慢适中或迎随、升降、开阖均匀者，则为平补平泻法。

李氏杵针补泻手法，可以单独得用，也可结合运用。若补之，宜轻而快行杵；若泻之，可重而慢行杵。余如升降、开阖、迎随亦“调气之方，必在阴阳也”（《难经·七十二难》）。经云：“补泻无过其度”（《灵枢·五禁》）。然久泻之中潜有补济之气；久补之内，寄于泻夺之机，变也。故开中有阖，升中有降，适造化之神机，若明其理，思过中矣。

六、杵针时间

杵针治疗时间，一般为30分钟，对一些特殊病证，如急、慢性痛证，痿证，痹证等，可以适当延长杵针治疗时间。

七、杵针治疗注意事项

杵针治疗，一般是用杵针器具在经脉腧穴的皮肤上作不同的手法治疗，不刺入皮肤、肌肉之内，以达到调理气血，疏通经络，扶正祛邪的目的。因此，无针刺治疗之晕针、滞针、弯针、断针及刺伤内脏，无血肿、气胸等异常情况的发生。但在临床施行杵针治疗时要注意以下事项：

（1）患者过于饥饿、疲劳，不宜立即进行杵针治疗。

（2）治疗前向病人出示杵针工具，说明杵针治疗无痛、无创伤，以消除患者的精神紧张。然后选择好治疗姿势和治疗腧穴，开始杵针治疗。总之，以病人神情安静，肌肉松弛，体位舒适为宜。

（3）医者应静心息虑："持针之道，坚者为宝"（《灵枢·九针十二原》）。行杵时医者应留神行杵，使杵力均匀，行杵有度。

（4）妇人怀孕3个月以上者，腹、腰、骶部位禁杵。

（5）小儿囟门未合者禁杵。

（6）皮肤有感染疮疖、溃疡、瘢痕或有肿瘤的部位禁杵。

（7）杵针治疗时要防止损伤肌肤，挫伤脏器，如胸胁、腰、背、头枕部等，行杵时用力不宜过重，以免挫伤肝、脾、肺、肾、髓海等脏器。在行杵时，可根据病人的杵针感应，及时调节行杵的轻重缓急。

（8）乳根、食窦，头面部诸穴，均不宜用杵针重刺，对头面、五官及四肢末端面积较小的腧穴，只宜用奎星笔（或金刚杵）点叩、开阖手法，一般不作运转、分理手法。

（9）杵针手法过重，引起局部皮肤青紫者，一般不必处理，可以自行消退。

第七节　杵针手法的练习

杵针虽然具有操作简便的特点，但医者无一定的指力、腕力、肘力和臂力，就难于达到杵针治疗时需要的轻重缓急刺激，起不到补泻的治疗作用。具备一定的指、腕、肘、臂力是正确进行各种杵针手法操作，提高临床疗效的基本条件。因此，对于初学杵针疗法者，进行杵针练习是锻炼指、腕、肘、臂力的过程，也是熟悉杵针治疗手法的机会。

杵针手法的练习，可以先用七曜混元杵或五星三台杵，选一长 25 cm，宽 15 cm，厚 5 cm 的布垫或纸簿（或一本厚书）放在一平桌上，作上下点叩或左右、上下分理、运转的手法练习。或用金刚杵（或奎星笔）作点叩、升降、开阖的手法练习（图 12）。

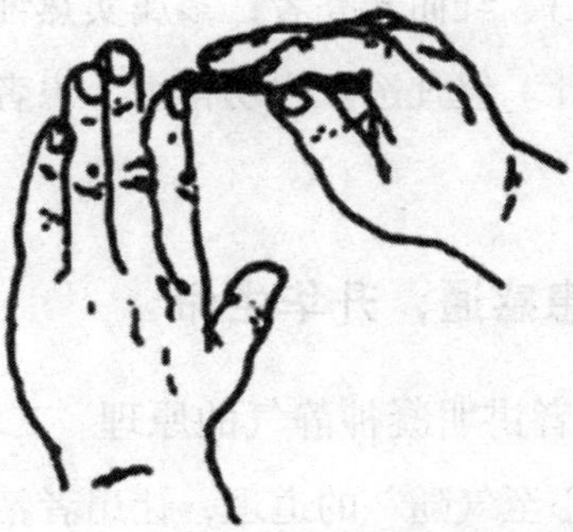

图 12 杵针手法练习图

为了确切掌握杵针疗法的操作，体验不同杵针手法的各种感觉，还可作自身试杵，或学习杵针者之间互相试杵，熟悉杵针手法和治疗部位，提高杵针治疗效果。

第八节 杵针的心法

一、临症须凝神静气，慈悲恻隐

医家必满含慈悲恻隐之心，誓愿普救一切含灵之苦。临症之时，还须凝神静气。凝神即精神专注，静气指除却杂念。如菩提达摩“外息诸缘，内心无喘，心如墙壁，可以入道”。从生理而言，使气机不乱，而得专注之功；以精神而言，是除却烦恼，减少杂念，调正心态，提高心识能力，而得松静之用。

二、施治必以意领气，调节阴阳

对医家而言，应按杵针的施治要求，平时坚持习练内养功夫和桩功。凡患者面色无论青、黄、黑、白、红而晦暗无光泽，多属虚寒证，医家可以意领气，透过指端或杵针针身进入患者脏腑与病灶。凡患者面色无论青、黄、黑、白、红而光亮者，多属实热证，医家透过指端或杵身进入患者脏腑与病灶。但凡医家内功得力，患者身心多有很直接的感应，收效自然就好。

三、救人当医患感通，升华生命

医家一是须向患者讲明凝神静气的原理。二是须说明观想病灶的方法和以意领气、“心至气随”的道理，让患者精神集中在医家施治的部位上。医家用哪个穴位或哪经、哪个脏腑的分野部位时，患者的意念都要随医家的施治部位而转动、专注，严禁聊天或开玩笑。南朝时期陶弘景，在其《真诰》中指出，施行针灸时还须让病人存视内思。这实际是让病家精神专注和躯体放松，从而调动体内精气神的力量，以提高治疗效果。《素问·汤液醪醴论》说：“形弊血尽而功不立者何？岐伯曰：‘神不使也。’”说明针之效在治神，这与李仲愚先生的杵针心法是相互印证的。

综上所述，杵针不仅深涵人类生理、心理基础，更有深刻的人文关爱特质。同样的杵针工具，选同样的穴位，或效或不效，或效果大不相同，除却医患配合的因素，在很大程度上依赖于医家的技法。所谓戒、定、慧三学，由戒生定，由定发慧，美在其中而畅于四肢，发于事业。从这个意义上说，真正掌握与运用杵针心法的过程，既是术的积累与增长的过程，亦是医家对人生道路的探索过程，这是李仲愚先生杵针治疗心法给我们的启示。

第九节　杵针治疗纲要

疾病的发生和发展，临床证候表现虽然错综复杂，但究其原因则不外脏腑、经络功能失调。杵针治疗就是根据脏腑、经络学说，运用四诊诊察病情，进行八纲辨证，将临床上各种不同证候进行分析归纳，以明确疾病的病因病机，以及疾病所在的部位在脏在腑，在表在里；疾病的性质属热属寒，属虚属实以及病情的标本缓急。然后根据辨证，进行相应的配穴处方，依方施杵，或补或泻。以通其经络，调其气血，使阴阳归于相对平衡。《灵枢·根结》说："用针之要，在于知调阴与阳。调阴与阳，精气乃光……"从而使脏腑功能趋于调和，达到防病治病的目的。

一、辨证论治

《灵枢·九针十二原》说："凡将用针，必先诊脉，视气之剧易，乃可以治也。"《针方大集》也说："善针者，亦必察病人的形气色脉而后下针。"临床上在用杵针治病时，认识和处理疾病的方法，与其他各科基本相同，也即是辨证论治。辨证论治，即是在中医脏腑、经络理论指导下，运用四诊方法，探求各种疾病的病因病机、临床表现、证候体征，并应用八纲加以归纳，以明确疾病的阴阳属性、部位深浅、寒热性质、正邪盛衰、在表在里、在经在络、在脏在腑、属阴属阳，经过一番科学的分析综合，做出正确的判断，为防治疾病提供可靠的依据。杵针在临床上，只有通过辨证论治（理、法、方、穴、术），才能正确处理疾病，提高医疗效果。

二、脏腑经络辨证

人体的一切生理功能活动，都离不开脏腑、经络，在临床上表现的一切证候，也不外乎脏腑、经络的病理反映。更由于各个脏腑、经络的生理功能不同，其所反映的病理变化、临床证候亦有不同。因此，临床上掌握脏腑、经络的发病规律和特殊表现，就易于找出病因、病机和发病的具体部位，以便做出正确的诊断和治疗。《素问·调经论》说："五脏之道，皆出于经隧，以行血气，血气不和，百病乃变化而生，是故守经隧焉。"因此，喻嘉言认为："凡治病不明脏腑经络，开口动手便错。"这都说明医者辨证论冶，必须以脏腑、经络理论为指导，尤其是杵针疗法，掌握脏腑、经络辨证机理，对其治疗有重要意义。现将脏腑、经络的主要发病机理与治疗原则，以及分脏腑经络取穴等，简要介绍如下。

1. 肺与大肠

（1）肺：肺居于胸中，开窍于鼻，司呼吸，主一身之气，外合皮毛。上与喉鼻相通，其脉与大肠联络而为表里。肺为娇脏，不耐寒热，所以当外邪由口鼻或皮毛而入侵，每先犯肺，而致肺的宣发肃降功能失调，导致疾病。若外感风寒，肺卫失宣，则多见恶寒发热，头痛，骨节酸痛，无汗，鼻塞流清涕，咳嗽而痰涎稀薄，舌苔薄白，脉浮紧等，治当取肺相应的八阵穴和河车路穴，身柱八阵，河车路椎至段，配以手太阴肺经和手阳明大肠经的腧穴，杵针用泻法。若邪热蕴肺或风寒化热，其症多见咳嗽，气息喘促，痰多稠黄，胸闷，胸痛，身热口渴，或致鼻渊，鼻衄，喉痹，舌干质红而苔黄，脉数等，治宜取肺相应的八阵穴和河车路穴，身柱八阵，河车路椎至段，配手太阴肺经和手阳明大肠经的腧穴，杵针用泻法。若湿痰内阻，痰浊壅肺，则可见咳嗽气喘，喉中痰鸣，痰稠而量多，胸胁支满疼痛，倚息不得安卧，舌苔白腻或黄厚，脉多见滑或滑数，治宜取肺相应的八阵穴和河车路穴，配以手太阴肺经、足太阴脾经和足阳明胃经的腧穴，杵针用泻法。若邪热伤及肺阴，症见咳嗽，咽干，痰中带血，潮热，盗汗，舌质红而少苔，脉多细数等，治宜取相应的八阵穴和河车路穴，身柱八阵，河车路椎至段，配以手太阴肺经和足少阴肾经的腧穴，杵针用补法或平补平泻法。若肺气亏虚，则见咳嗽气短，痰液清稀，形寒自汗，倦怠懒言，面色㿠白，舌质淡而苔白，脉象虚弱，治宜取肺的相应八阵穴和河车路穴，身柱八阵，河车路椎至段，配以手太阴肺经和足太阴脾经的腧穴，杵针用补法，或配合灸法。若风寒湿邪袭及经络，则可见其经脉循行部位发生酸楚疼痛，或现拘急，或痿软麻木不仁、肩臂痛等，治宜取局部的八阵穴，配以手太阴肺经腧穴，杵针用平补平泻手法。若属热邪上冲可致鼻衄、喉痹、缺盆中痛等，治宜取河车路脑椎段，杵针用泻法。

（2）大肠：大肠居腹腔内，其经脉络肺而为表里，为传导之官，主要功能是吸收水分和传送食物糟粕，使其变化为粪便排出体外，若大肠传导变化功能失常，即可导致疾病。若寒邪外侵或内伤生冷，其症多见腹胀肠鸣，大便泄泻，舌苔白腻，脉多沉迟，治宜取大肠相应的腰阳关八阵穴和河车路命强段，并配以手阳明大肠经的募穴为主，杵针用平补平泻法。若热邪袭于大肠，其症多见大便臭秽，肛门热痛，或便下鲜血，或痢下赤白。若热郁大肠而致痈肿，则见腹痛拒按，而右足屈而不伸，舌苔多黄燥，脉象滑数，治宜取命门八阵穴和腰阳关八阵穴，河车路命强段，并配以手足阳明经腧穴及任督脉腧穴，杵针用泻法。若久泻不止或泻痢久延，而致大便失禁，或肛门滑脱，舌淡苔薄，脉象细弱，治宜取命门八阵和腰阳关八阵穴，河车路命强段，并配以足阳明胃经和手阳明大肠经的募穴、下合穴等，杵针用补法，并可加灸法。若积滞内停，邪壅大肠，其症多见大便秘结，腹痛拒按，或下痢不爽，里急后重，舌苔黄腻，脉象沉实或弦数，治宜取命门八阵穴，腰阳关八阵穴，河车路命强段，并配以手足阳明经腧穴，杵针用泻法。若风寒痹阻经络，其经脉循行部位可见酸楚、疼痛、痿痹不用、麻木不举，治宜取病变部位的八阵穴，并配以本经腧穴，杵针用平补平泻法，并可加悬灸。若热邪随经上逆，则可见头痛，目黄，齿痛，颊肿，鼻衄，咽喉肿痛，口臭，舌苔黄，脉多弦数，治宜取病变局部的八阵穴，并配以手足阳明经的腧穴，杵针多用泻法。

2. 脾与胃

（1）脾：脾与胃同居腹中，脾经与胃经相互联络而为表里，在体为肉，开窍于口。脾胃对饮食有受纳、腐熟、消化、吸收及输布精微的功能，为气血生化之源。五脏六腑，四肢百骸皆赖其养，故为后天之本。脾主运化，以上升为顺，胃主受纳，以下降为顺，二者共同完成其升清降浊的功能。若脾气受损，运化失常，则呕吐，腹胀，便溏，面色无华，体倦乏力，少气懒言，甚则四肢不温，足跗浮肿，完谷不化，舌淡苔白，脉象濡弱等，治宜取至阳八阵和脊中八阵，河车路阳命段，并配以足太阴脾经、足阳明胃经腧穴及募穴，杵针用补法，可以配合灸法。若湿热互结，中焦受阻，可见脘腹痞满或疼痛，肢体困重无力，或面色黄而溺赤，舌苔黄腻，脉象滑数或濡数等。治宜取至阳八阵和脊中八阵，河车路阳命段，并配以足太阴脾经、足阳明胃经及手太阳小肠经募穴，杵针用泻法或平补平泻法。若脾阳衰弱，水湿不化，可见完谷不化，小便清长，四肢清冷，或见便血，或见月经过多，崩漏，或带下绵绵，舌淡苔白，脉象沉迟，治宜取至阳八阵，命门八阵，河车阳命段，并配以脾、胃二经募穴和太阳、阳明、任脉等经腧穴，杵针用补法，并可加灸法。若风寒湿邪伤及经络，则可见经脉循行部位肿痛，四肢屈伸不利，痿痹不仁，舌强不语，半身不遂等，治宜取病变部位的八阵穴，并配以该经腧穴。杵针用平补平泻法，并可加灸法。

（2）胃：胃与脾以膜相连，同居中焦，其脉络脾，若胃受纳失常，则可见食少纳呆，脘部痞闷，呃逆，呕吐，气馁少力，唇舌淡红，脉象软弱，治宜取至阳八阵，脊中八阵，中脘八阵，河车阳命段，并配以足阳明胃经腧穴及募穴，杵针用补法并可加灸法。若胃阳不足，寒邪偏盛，则可见胃脘胀痛，泛吐清水，每喜热饮，舌苔白滑，脉象沉迟，治宜取至阳八阵，脊中八阵，中脘八阵，河车路阳命段，并配以足阳明胃经、足太阴脾经、手厥阴心包经腧穴及其募穴，杵针用补法，并可配合灸法。若邪犯阳明，热蕴于胃，则可见身热，口渴引饮，喜冷恶热，恶人与火，易惊，谵妄，发狂，或食入即吐，或大便燥结，舌苔黄燥，脉洪大有力，治宜取天谷八阵，至阳八阵，河车路椎至段、阳命段，并配以手足阳明经腧穴，杵针用泻法。若风、寒、湿邪侵袭经络，或脾胃蕴热，循经上逆，则可见口唇生疮，口臭，颊肿，喉痛，牙龈肿痛，鼻渊，鼻衄，缺盆中痛，乳中肿痛，半身不遂，下肢经脉循行所过部位麻木不仁，或痿痹不用。治宜取局部病变部位的八阵穴，并配以本经腑穴。杵针用泻法或平补平泻法，并可配合灸法。

3. 心与小肠

（1）心：心居胸中，心包为其宫城，其脉络小肠，而为表里，在体为脉，开窍于舌。心为身之主，主血脉，司神明，是维持人体生命和精神思维活动的中心，故凡外感六淫，或内伤七情而影响到心脏时，都可引起病变。若思虑过度，劳伤心神而致心阳不足，则可见心悸，胸闷，短气，心痛，面色无华，舌淡苔白，脉细弱或虚大无力，治宜取神道八阵，河车路椎至段，并配以本脏募穴和俞穴以及手厥阴心包经腧穴，杵针用补法，并可加灸法。若营血亏损，阴精暗耗而致心阴亏损时，则可见心悸、心烦、少寐或多梦，甚或健忘、遗精，舌干质红苔少，脉细数，治宜取神道八阵，河车路椎至段，并配以手厥阴心包经和手、足少阴经的腧穴，杵针用补法或平补平泻法，并配合灸法。凡抑郁不遂，五志化火，痰火内扰时，则可见心悸，不寐，心胸烦热，或为癫狂，或为痴呆，语无伦次，哭笑无常，或见面赤，口渴，或见吐血，衄血，小便赤热，溲血淋痛，舌质红而苔黄，脉多滑数，治宜取天谷八阵，神道八阵，河车路椎至段，并配以手少阴心经、手厥阴心包经、足阳明胃经的腧穴，杵针用泻法或平补平泻法。若心火循经上炎，则可见口腔糜烂，烦躁，喉痛，目赤肿痛，头痛，或为鼻衄，舌质红而苔黄，脉多弦数，治宜取天谷八阵，风府八阵，河车路椎至段，并配以手少阴心经腧穴，杵针用泻法或平补平泻法。若风寒湿邪外侵，可致经络痹阻，则可见胸痛以及经脉循行部位疼痛、麻木不仁及肩胛冷痛等，治宜取神道八阵，并配以局部病变腧穴，手太阳经腧穴，杵针用泻法或平补平泻法，并可配合灸法。

（2）小肠：小肠居于腹中，上接幽门，与胃相通，下接阑门，与大肠相连，其脉络心而互为表里。小肠的功能主要是分清泌浊。若寒邪犯之，则可见小腹隐痛，肠鸣溏泻，小便频数，舌淡苔薄白，脉细而缓，治宜取脊中八阵，命门八阵，河车路阳命段，并配以手太阳小肠经募穴及俞穴，杵针用补法，并配合灸法。若心热移于小肠，或热积于本脏，则可见心烦，口舌生疮，咽痛，小便短赤，甚至溺血，茎中痛，小腹胀痛，舌质红而苔黄，脉象滑数，治宜取腰阳关八阵，河车路命强段，并配以心和小肠经的俞穴及募穴，杵针用泻法。若邪袭经络，则可见目赤，咽痛，颌肿，耳鸣耳聋，头项强痛，小腹痛连腰脐，及经脉循行部疼痛、麻痹不用等，治宜取天谷八阵，风府八阵，并配以手太阳小肠经腧穴，杵针用平补平泻法，并可配合灸法。

4. 肾与膀胱

（1）肾：肾左右各一，位于腰部，主水，藏精，主骨，生髓，其脉络膀胱，而为表里。耳为肾之窍，并开窍于二阴。肾为先天之本，水火之脏。肾主统摄一身之水而封藏精液，为生长发育之源。若外感六淫之邪或房室过度而伤肾，均可发病。若劳损过度，久病失养，可致肾气亏耗，封藏失权，可见面色淡白，腰脊酸软，腿足无力，阳痿早泄，溲多或遗尿，头昏耳鸣，或听力减退，形寒肢冷，舌淡苔白，脉弱无力，治宜取命门八阵，腰阳关八阵，河车路命强段，并可配本脏募穴、俞穴及任脉、督脉、足少阴肾经的腧穴，杵针用补法，并可配合灸法。若肾气劳伤，无力纳气，则可见短气喘逆，动则尤甚，自汗懒言，头晕畏寒，两足逆冷，面浮色白，舌淡苔薄，脉细弱或浮而无力，治宜取命门八阵，腰阳关八阵，河车路命强段，并可配合本脏募穴、俞穴及任脉、督脉的腧穴，杵针用补法，或配合灸法。若病久耗伤肾阳，不能温化水液，而水气泛滥，则可见周身浮肿，下肢尤甚，甚则按之如泥，陷下不起，或大便溏薄，或水泛上逆而为咳逆上气，动则喘息，痰多稀薄，舌淡白而苔润滑，脉沉滑，治宜取命门八阵，腰阳关八阵，河车路命强段，并可配合任脉、督脉、足少阴肾经的腧穴，杵针用补法，并配合灸法。若房室不节，劳倦过度，或欲念妄动，肾阴耗伤，可见形体虚弱，头晕耳鸣，少寐健忘，多梦遗精，腰酸腿软，或颧赤唇红，潮热盗汗，口干咽燥，或干咳无痰，或痰中带血，舌红而少苔，脉多细数。治宜取天谷八阵，命门八阵，腰阳关八阵，河车路命强段，并配以足太阳膀胱经、足少阴肾经的腧穴，或手太阴肺经、手少阴心经的腧穴，杵针用补法，并配合灸法。若邪犯经络，则可见经脉循行部位疼痛，酸重，或麻木不仁，痿痹不用，治宜取病变部位的八阵穴，配合本经腧穴，杵针用平补平泻法，或加灸法。

（2）膀胱：膀胱居于少腹，其脉络肾而互为表里，膀胱的主要功能为储藏津液，行气化水。若下焦虚寒，气化无权，则可见小便频数，或遗溺，舌苔白滑，脉象细弱。治宜取命门八阵，腰阳关八阵，河车路命强段并可配合本脏俞穴、募穴和足太阳膀胱经腧穴，杵针用补法，并可配合灸法。若实热蕴结本脏，则可见小便短涩不利，溺黄赤而混浊，或淋涩不畅，或闭而不行，或兼见脓血砂石，茎中热痛，舌红而苔黄，脉象滑数，治宜取命门八阵，腰阳关八阵，河车路命强段，并配以足少阴经、足太阳膀胱经和任脉腧穴，杵针用泻法或平补平泻法。若风寒外袭，伤及经络，则可见项部、背部、腰尻等经脉循行部位疼痛，酸楚，或拘急，或痿痹麻木不仁等，治宜取病变部位八阵穴，并配合本经腧穴，杵针用平补平泻法，并可加灸法。

5. 心包与三焦

（1）心包：心包居胸中，位于心之外围，有护卫心神的作用。其脉络三焦，而与之为表里，其病机与临床所见症状、治疗方法，每与手少阴心经类同，不复赘言。若外感风寒湿邪，伤其经脉，则多见心胸疼痛，麻木，痿痹不用，手掌发热等症。治宜取病变部位八阵穴，并配以本脏俞穴。杵针用平补平泻法，并可加灸法。

（2）三焦：三焦是上、中、下三焦的总称，其脉络心包而为表里，它与肺、脾、肾、膀胱的关系最为密切。人体津液的正常输布及代谢等都有赖于三焦的气化作用，若其气化功能失常，可导致水液内停，则见肌肤肿胀，腹中胀满，气逆肢冷，或遗尿，小便失禁，舌苔白滑，脉象沉细或滑，治宜取命门八阵，腰阳关八阵，河车路命强段，并可配以本脏募穴、俞穴及任脉腧穴，杵针用补法，或加灸法。若湿热蕴结于里，水液潴留，可见身热气逆，肌肤肿胀，小便不利，舌质红而苔黄腻，脉象滑数，治宜取命门八阵，腰阳关八阵，河车路命强段，并配合本脏募穴、俞穴及三阴经腧穴，杵针用泻法。若风寒湿邪闭阻经络，则可见其经脉循行部位酸胀疼痛，麻木，肢体痿痹不用。若风热外袭或内热上冲，可使经气闭塞，则可见头晕，耳鸣，耳聋，目赤肿痛，颊肿，喉痹，瘰疬，胁痛，甚至大便秘结，小便黄赤，舌质红而苔黄，脉象弦数，治宜取病变部位八阵穴，并配合手、足少阳经腧穴。杵针用平补平泻法，或加灸法。

6. 肝与胆

（1）肝：居于胁下，主筋，藏血，开窍于目，其脉络胆，而为表里，上连目系，交于巅顶，其性刚强，喜条达而恶抑郁。凡精神情志之调节，与肝有密切关系。若情志所伤，肝气郁结，则可见胁肋疼痛或走窜不定，胸闷不舒，易怒，食欲不振，干呕，气逆，喉中如物梗塞，或呕吐吞酸，或吐出黄水，或腹痛便泄，舌苔淡黄，脉多弦长，治宜取至阳八阵，筋缩八阵，河车路阳命段，并配以足厥阴肝经、足少阳胆经、足阳明胃经及足太阴脾经腧穴，杵针用平补平泻法。或可见头目胀痛，或头晕目眩，或目赤肿痛，心烦不寐，易怒，耳鸣，耳聋，吐衄，舌红苔黄，脉多弦数或弦而有力，治宜取至阳八阵，筋缩八阵，河车路阳命段，并配以足厥阴肝经腧穴，杵针用平补平泻法，或加灸法。急性者可配以三棱针于十二井放血。若肾阴不足，肝火伤阴，则可见眩晕头痛，耳鸣耳聋，视物不清或雀目，善恐，肢体肌肉瞤动，口燥咽干，午后潮热，舌红少津，少苔，脉象细弦或弦数，治宜取天谷八阵，至阳八阵，河车路阳命段，并配以足厥阴肝经、足少阳胆经、足少阴肾经腧穴，杵针用补法，或平补平泻法，或加灸法。若寒邪袭于经络，则可见少腹冷痛，疝气，睾丸偏坠而痛，遇寒加剧，遇热稍安，或其经脉循行部位疼痛，麻木，转筋拘急，掣痛等，舌淡苔白，脉弦紧，治宜取病变部位的八阵穴，并配以本经腧穴。杵针用补法，并可加灸法。

（2）胆：胆附于肝。其脉络肝而为表里，其性刚直果断。胆为中精之腑，贮藏胆汁。若因湿热之邪而致胆液疏泄功能失调，则可见头痛目眩，口苦咽干，耳鸣耳聋，胁肋胀满疼痛，寒热往来，黄疸，呕吐苦水，舌红苔黄腻，脉象弦数或弦滑，治宜取天谷八阵，至阳八阵，河车路阳命段，并配以本脏募穴、俞穴，足少阳胆经腧穴，杵针用泻法。若胆气虚弱，则可见易惊善恐，胆怯，善叹息或夜寐不安，视物不清，或头晕欲呕。舌苔薄滑，脉象弦细，治宜取天谷八阵，至阳八阵，河车路阳命段，并配以足少阳胆经、足厥阴肝经、手厥阴心包经腧穴，杵针用补法，并可加灸法。若外感风寒或湿邪阻滞经络，则可见经脉循行部位疼痛，麻木不仁等，舌苔薄白，脉弦紧，治宜取病变部位八阵穴和该经腧穴，杵针用补法，或平补平泻法，并可加灸法。

三、杵针治疗原则

杵针治疗原则，就是杵针辨证施治原则，是根据《灵枢·经脉》“盛者泻之，虚者补之”的原则而确定的。临床上运用杵针治病时，必须根据中医基本理论，运用望、闻、问、切四诊配合其他方法，确定八纲，始能决定杵针治疗原则。

1. 阴阳

阴阳，是中医理论的核心，也是八纲中的总纲。《素问·阴阳应象大论》说：“善诊者，察色按脉，先别阴阳。”一般说来，病在表，在腑，属实，属热者，为阳；病在里，在脏，属虚，属寒者，为阴。《灵枢·寿夭刚柔》说：“审知阴阳，刺之有方，得病所始，刺之有理。”临床上，阳证多实热，杵针宜用泻法；阴证多虚寒，杵针宜用补法。

2. 表里

表里，一般是指疾病所在部位的深浅而言。病在经络，皮肉者，属表；病在脏腑，筋骨者，属里。《素问·刺要论》说：“病有浮沉，刺有浅深。”病在表者，杵针操作时宜用轻刺而快的手法；病在里者，杵针操作时宜用重而慢的手法。

3. 寒热

寒热，是指疾病的性质而言。一般说来，寒证是人体阴气盛，或阳气虚不能抵御寒邪而导致的疾病，杵针治疗时多加温灸。热证是人体阳气盛或阴液不足不能抗御热邪而导致的疾病，杵针治疗多用泻法，一般不加灸法。

至于寒热夹杂，真寒假热，真热假寒等，则宜一一详辨，临床时根据病机灵活施治。

4. 虚实

虚实，是指人体正气的盛衰和病邪的消长而言。虚，泛指人体阴阳失调，脏腑经络功能紊乱，气血不足而导致的疾病。《素问·通评虚实论》说："精气夺则虚。"杵针治疗时当用补法，并可加用灸法。《素问·通评虚实论》说："虚则补之……无问其数以平为期。"实，是指邪气的旺盛或人体功能的过度亢盛。《素问·通评虚实论》说："邪气盛则实。"《灵枢·根结》说："形气有余，病气有余……急泻其邪……故曰有余者泻之。"大凡形实邪实所导致的病变，杵针治疗时多用泻法。

至于虚中有实，实中有虚，则应根据虚实的轻重，或先补后泻，或先泻后补，或补泻兼施，或平补平泻，灵活施治。

四、处方配穴

杵针治病，是通过杵针作用于人体经络腧穴来进行的，因此，处方配穴在治疗中有重要作用。处方配穴恰当与否，与杵针治疗效果密切相关。临床上处方配穴是根据中医基本理论，在辨证施治的原则指导下，结合腧穴的功能、特性，严密组织，进行配穴处方，做到有方有法，灵活多变。

由于杵针治病范围广泛，腧穴繁多，一穴可治数病，一病可用数穴，初学者难以掌握，我们以脏腑经络为指导，按照"病随经所在，穴随经而取""经脉所过，主治所在""本经有病本经求""循经取穴"等原则，概括为以下几种配穴方法，既可分别运用，亦可合并处方。配穴多少，应按病情需要而定，一般以 2 ~ 4 穴为宜。要做到配穴精当，首先要做到辨证准确。

1. 八阵、河车路取穴法

即取病变脏腑相应的八阵穴和河车路穴，以治疗该脏腑的病变。例如心肺病变，取相应的身柱八阵、神道八阵和河车路椎至段，脾胃有病，取至阳八阵、中脘八阵、河车路阳命段。

2. 近部取穴法

近部取穴法，是根据每一腧穴都能治疗所在部位的局部和相邻部位的病证这一普遍规律提出来的。多用于治疗体表部位明显和较局限的症状。例如鼻病取迎香；口齿取颊车、地仓；胃痛取中脘八阵、梁门；耳鸣耳聋取翳风、听宫、听会；头痛取天谷八阵、头维、上星、风池等。《灵枢·厥病》说："头痛……有所击堕，恶血在于内；若内伤痛未已，可则刺，不可远取也……耳鸣，取耳前动脉。"《百症赋》说："悬颅，颔厌之中，偏头痛止。"这些都是近部取穴的范围。

3. 远部取穴法

远部取穴是根据阴阳、脏腑，经络学说等中医基本理论和腧穴的主治功能提出来的，是在病痛较远的相应部位取穴。此法有以下几种取穴方式。

（1）上病下取，下病上取：上是指腰以上，下是指腰以下，即病在上部则在下部取穴治疗，病在下部则在上部取穴治疗。例如头痛、鼻衄取涌泉、太冲治疗；胃脘痛、消化不良取足三里、公孙等穴治疗即为上病下取；阴挺、脱肛、内脏下垂取百会八阵；腿足病取风府等，均为下病上取。正如《灵枢·终始》所说"病在上者下取之，病在下者高取之，病在头者取之足，病在腰者取之腘"。

（2）左病右取，右病左取：左右是指身体左侧右侧，即病在左侧取右侧穴位治疗，病在右侧取左侧穴位治疗。例如左侧牙痛，取右侧合谷治疗；半身不遂，口眼歪斜者，病在左侧的取右侧穴位治疗，病在右侧的取左侧穴位治疗。

（3）中病旁取，旁病中取：中是指躯干，旁是指四肢，就是病在躯干而在四肢取穴治疗，或病在四肢而取躯干穴位治疗。例如心、胸、胃病，取内关、公孙治疗；牙病取两合谷、内庭治疗；痛经病取两三阴交、合谷治疗；胁肋痛取两内关、阳陵泉治疗；此为中病旁取的方法。上肢痛取风府治疗或风府八阵，大椎八阵治疗；下肢病取命门八阵、腰阳关八阵治疗，此为旁病中取的方法。

（4）阴病取阳，阳病取阴：阴是指胸腹部和阴经，阳是指腰背部和阳经。根据阴阳、经络、气血交贯，脏腑腹背，气血相应的关系，所以提出“从阴引阳，从阳引阴”的法则，也就是说六腑阳经病，取属阴的腹募穴治疗，或五脏阴经病，取属阳的背俞穴治疗。亦即俞募配穴法或前后配穴法。例如泄泻、痢疾取天枢、神阙治疗；胃脘痛取中脘八阵、梁门治疗；癃闭取中极、石门八阵治疗，此为阳病取阴；咳嗽、胸满取身柱八阵、神道八阵、河车路椎至段治疗；遗精、阳痿取命门八阵、腰阳关八阵、河车路命强段治疗，此为阴病取阳。

4. 随证取穴

随证取穴又叫对证取穴或辨证取穴。它是根据中医基本理论和腧穴功能主治而提出的，它与近部取穴、远部取穴有所不同，近部和远部取穴都是以病痛部位为依据，但对于发热、自汗、盗汗、虚脱、失眠、多梦等全身症状，并不能完全概括，这些病证可采用随证取穴法。《难经·四十五难》说：“腑会太仓，脏会季肋，筋会阳陵，髓会绝骨，血会膈俞，骨会大杼，脉会太渊，气会膻中。”这些腧穴都与某一方面的病证有密切关系，临床上可以随证选取。例如气病的胸闷、气促等可取膻中八阵；血虚或慢性出血疾病取膈俞和膈俞相应的八阵穴和河车路；筋病可取阳陵泉等。又如外感发热取大椎八阵、合谷、曲池等穴以清热解表；昏迷急救取人中、内关、天谷八阵以醒脑开窍；阴虚发热，盗汗取阴郄、复溜以滋阴清热而止汗等，都属于随证取穴的范围。

5. 处方注意事项

（1）处方应精简：配穴处方，选穴不宜过多，总之要辨证明确，针对性强，提倡少而精的处方原则，才能达到功专效宏的目的。一般以选取 3 ~ 5 个穴位为宜。杵针治疗一般以八阵穴和河车路为主，适当配以相关的腧穴即可。

（2）处方要交换：一个穴位或一个处方，不宜杵刺的时间过长，一般 3 ~ 6 天交换 1 次，若为慢性疾病，一时难于见效者，可选择相关穴位组成 2 ~ 3 个处方，轮换交替治疗，这样可以提高疗效。

（3）把握时机：把握有利时机，是取得治疗效果的关键。第一应争取早期治疗，防止病情迁延和加重，而难以治疗。第二对某些周期性发作性疾病，要抓住关键时机治疗，如痛经、疟疾、发作性哮喘等，应在发作前治疗，以提高疗效。

（4）拟定疗程：杵针治疗的疗程可根据病情而定，一般 6 次为 1 个疗程。若病情缓慢者，可以选择若干个穴位，组成 2 ~ 4 个处方，交替治疗，可以连续做 4 ~ 6 个疗程。

（5）综合治疗：杵针治疗，可以单独应用，在疾病需要时可以配合针刺或灸法治疗，也可配合其他治疗方法，如药物、按摩、薄贴、温熨、熏洗等，以提高疗效。

第二章　头面部常见运动创伤及其杵针治疗

第一节　颅脑外伤
（职业拳击和综合格斗，自行车、摩托车运动）

颅脑损伤（traumatic brain injury，TBI）是由头颅外伤引起的危害人类生命健康的重要疾病，而颅脑损伤的杵针治疗是指利用杵针作为康复手段，对颅脑损伤患者进行综合调理及治疗，使其消除或减轻功能缺陷，最大限度地恢复正常或较正常的生活、劳动能力并参加社会活动。

一、概述

（一）定义

颅脑损伤是暴力作用于头颅引起的损伤。始于致伤外力作用于头部所致的颅骨、脑膜、脑血管和脑组织的机械性变，包括头部软组织损伤、颅骨骨折和脑挫伤，尤以脑损伤后果严重，应特别警惕。运动创伤病因常见于职业拳击、综合格斗、自行车与摩托车赛车意外事故。

（二）流行病学

颅脑损伤是危害运动员生命健康的重要疾病，在运动员的意外死亡中，颅脑损伤是主要的死亡原因。在我国发病率为55.4/10万，其中发病年龄以20～39岁最高，占63%。在有关颅脑损伤的研究中发现，男性发生率多于女性，两者比例为 2 ∶ 1。一般来说，颅脑损伤占全身各处损伤 10% ~ 30%，仅次于四肢伤，居于第二位，但病死率居于首位。颅脑损伤很少是孤立的，大多数并发身体其他部位的严重损伤，因而必须进行全面检查。

（三）病理生理

根据颅脑损伤发生的机制可以分为原发性损伤和继发性损伤，两者具有不同的病理表现。原发性损伤主要是神经组织和脑血管的损伤，表现为神经纤维的断裂和传出功能障碍，不同类型的神经细胞功能障碍甚至细胞的死亡。继发性损伤包括脑缺血、脑内血肿脑肿胀、脑水肿颅内压升高等，这些病理、生理学变化是由原发性损伤所导致的，但反过来又可以加重原发性损伤的病理改变。

（四）临床特征

颅脑损伤因暴力大小不一，产生损伤的程度与范围不同，其临床表现差别也较大。

1. 创面的表现

一般运动创伤导致的颅脑损伤以闭合性颅脑损伤为主。表现为硬脑膜仍属完整的颅脑损伤，虽然头皮和颅骨已有开放性创口，但颅腔内容物并未与外界交界；重者可见伤口裂开，颅骨碎裂外露，碎烂的脑组织、脑脊液外溢。检查时应注意创口的大小、方向及深度，对留置在创口内的致伤物不能轻易拨出，以免引起出血。

2. 全身症状

早期可出现休克及生命体征改变。引起休克的原因有：头皮裂伤及颅内大的动脉、静脉破裂失血；开放性颅脑损伤所引起的脑组织、脑脊液外漏，颅内压增高不明显，故颅内压增高引起的代偿性全身血压升高的改变减少；复合伤导致的其他脏器出血。常见的复合伤多为胸腹闭合性损伤。若颅脑损伤严重，临床征象大多以脑损伤为主，容易漏诊复合伤。此外，开放性颅脑损伤可有低热，而伤口或颅内感染可引起高热，脑膜刺激征阳性，可资鉴别。

3. 脑损害症状

颅脑损伤病人常有不同程度的意识障碍，但闭合性颅脑损伤较开放性颅脑损伤严重，可伴随颅内压增高，并发颅内血肿、颅内感染、脑挫裂伤、脑水肿。严重时，闭合性颅脑损伤可出现明显的颅内压增高。脑重要功能区损害时可出现局灶症状；脑干或下丘脑等重要结构受损时临床表现危重，预后不良。其中开放性颅脑损伤癫痫发生率较闭合性脑损伤高。

4. 功能障碍

颅脑损伤后因致伤机制、受伤部位、伤情轻重、就诊时机等因素的不同，临床表现差异较大，但均以功能障碍为特点。包括认知功能障碍、行为功能障碍、言语功能障碍、运动功能障碍、感知觉功能障碍、日常生活活动能力障碍、就业能力障碍及脑神经损伤造成的相应功能障碍。

二、诊断检查

应根据发病机制、临床表现的变化，并结合辅诊手段作动态分析。

（1）受伤时间、致伤原因、致伤时情况，了解伤后有无昏迷和近事遗忘、昏迷时程长短，有无中间好转或清醒期，有无呕吐及其次数，有无大小便失禁，有无抽搐、癫痫发作，肢体运动情况，接受过何种处理。

（2）伤前有无酗酒、精神失常、癫痫、高血压、心脏病、脑中风等。

（3）神经系统检查：重点检查意识、瞳孔、肢体活动情况、锥体束征和脑膜刺激征等。

（4）全身检查：进行头部检查，生命体征观察，重点观察呼吸、脉搏和血压变化。

（5）辅助检查：头颅 X 线平片检查；腰部穿刺；头颅 CT 扫描；头颅 MRI 检查。

CT 扫描是目前辅助诊断颅脑损伤的重要依据。急性颅脑损伤患者通常不作 MRI 检查，但对病情稳定的弥漫性轴索损伤、大脑半球底部、脑干、局灶性挫裂伤灶和小出血灶、等密度亚急性颅内血肿等，MRI 常优于 CT 扫描。

三、中医辨证

颅脑外伤多由职业拳击、综合格斗、自行车与摩托车赛车意外事故等项目或其他直接或间接暴力作用于颅脑部导致颅骨、脑膜、脑血管和脑组织的机械性变，包括头部软组织损伤、颅骨骨折和脑挫伤等损伤，引起颅脑的皮肉筋脉受损，以致经络不通，经气运行受阻，气血壅滞局部而成。多为实证，辨证为：

（1）肝阳暴涨证：头晕头痛，面红目赤，烦躁易怒，呕吐呃逆，半身不遂，语言不利，肢体震颤，筋脉拘急。舌红苔黄，脉弦数。

（2）痰浊内阻证：形体肥胖，胸腹痞满，神识昏蒙，半身不遂，口眼歪斜，四肢不温，喉中痰鸣。舌质暗淡，苔腻，脉弦滑。

（3）气虚血瘀证：头晕心悸，面黄神疲，气短乏力，半身不遂，舌强语謇，偏身麻木。舌胖淡暗，或有瘀斑，苔薄白或白腻。

（4）元气暴脱（亦称为正气暴脱）证：突然昏仆，肢体瘫软，手撒，肢冷，汗多，重则周身湿冷，二便自遗。舌质暗紫，苔白腻，脉细弱。

四、杵针治疗

颅脑损伤中医辨证及杵针治疗可参照中风病。颅脑损伤可分为轻症及危急重症，轻者病在经络，无意识障碍，只有肢体功能障碍；重者病入脏腑，病势急重，症见突然昏仆，不省人事，并见半身不遂，舌强失语，口角歪斜，流涎等症。

（一）气虚血瘀证

【主症】病在经络，未及脏腑，或脏腑功能渐见恢复，而经络气血仍然阻滞。症见半身不遂，肌肤不仁，舌强言謇，口角歪斜，脉弦滑等。

【治法】通经活络。

【处方】天谷八阵、神道八阵。河车路：大椎至长强段。

【手法】杵针用平补平泻法。

【操作】治疗方面，先取天谷八阵、神道八阵，用平补平泻法依次施用七曜混元杵、五星三台杵、金刚杵行点叩手法 4 ~ 7 分钟、运转手法 6 分钟、开阖手法 5 分钟一个循环；再取河车路大椎至长强段行运转手法、开阖手法、分理手法施以平补平泻法 10 分钟；再取天谷八阵、神道八阵以七曜混元杵、金刚杵用泻法依次施用运转手法 5 分钟、开阖手法一个循环；最后河车路大椎至长强段施用七曜混元杵、五星三台杵、金刚杵以平补平泻法点叩 3 分钟。

【时间及疗程】治疗时间共 8 周，第 1 ~ 2 周每日 1 次，1 次 30 分钟，每周 5 次，每周连续治疗 5 天，休息 2 天；第 3 ~ 4 周间隔 1 天治疗 1 次，1 次 30 分钟，共治疗 3 次，休息 2 天；第 5 ~ 6 周间隔 2 天治疗 1 次，共治疗 2 次；第 7 ~ 8 周隔 3 天 1 次，共 1 次。每日治疗 30 分钟。

【方义】风病多犯阳经，阳主动，肢体运动障碍，其病在阳，故取督脉腧穴、天谷八阵、神道八阵、河车路以行气活血，疏通经络。

【加减】半身不遂在上肢者加肩髃、曲池、合谷、外关；在下肢者加环跳、阳陵泉、足三里、解溪、昆仑；肘部拘挛者加曲池、曲泽；腕部拘挛加大陵：膝部拘挛加曲泉；踝部拘挛加太溪；手指拘挛加八邪；足趾拘挛加八风；语言謇涩加廉泉、通里；眼歪斜者加地仓、颊车。

（二）肝阳暴涨、痰浊内阻证

【主症】多因气火冲逆，血逆于上，肝风暴涨，痰独壅盛。症见神志昏昧，牙关紧闭，两手握固，面赤气粗，喉中痰鸣，二便闭塞，舌红，苔黄腻，脉弦滑而数。

【治法】醒脑、启闭、开窍、清热息风、豁痰。

【处方】百会八阵、神道八阵。河车路：大椎至命门段。人中、十二井穴、太冲、丰隆、劳宫。

【手法】杵针用泻法，井穴刺血。

【操作】治疗方面，先取百会八阵、神道八阵用泻法依次施用七曜混元杵、五星三台杵、金刚杵行点叩手法 4 ~ 7 分钟、运转手法 6 分钟、开阖手法 5 分钟一个循环；再取河车路大椎至命门段行运转手法、开阖手法、分理手法施以泻法 10 分钟；再取天谷八阵、神道八阵以七曜混元杵、金刚杵用泻法依次施用运转手法 5 分钟、开阖手法一个循环；最后人中、十二井穴、太冲、丰隆及劳宫施用七曜混元杵、五星三台杵、金刚杵以泻法点叩 3 分钟。

【时间及疗程】治疗时间共 8 周，第 1 ~ 2 周每日 1 次，1 次 30 分钟，每周 5 次，每周连续治疗 5 天，休息 2 天；第 3 ~ 4 周间隔 1 天治疗 1 次，1 次 30 分钟，共治疗 3 次，休息 2 天；第 5 ~ 6 周间隔 2 天治疗 1 次，共治疗 2 次；第 7 ~ 8 周隔 3 天 1 次，共 1 次。每日治疗 30 分钟。

【方义】中风闭证乃由肝阳暴涨，气血逆乱，夹痰浊、瘀血蒙元阳，闭清窍。故取百会八阵、河车路以清热泻火，平肝息风，豁痰开窍。取十二井穴刺血、人中以醒脑开窍，泄热开闭。此乃《内经》“血实宜决之”之意。肝脉上达巅顶，泻太冲可降肝经逆气，以平肝息风。

丰隆为足阳明胃经之别络穴，取之以调理脾胃气机，温化痰饮。心与心包络同治，取荥穴劳宫泄热开闭。

【加减】牙关紧闭者配颊车、合谷；语言不利者配哑门、廉泉；神志渐醒者，去十二井穴、人中，以免损伤气血。

（三）元气暴脱证

【主症】由于真气衰微，元阳暴脱。症见目合口张，手撒尿遗，鼻鼾息微，四肢逆冷，脉微欲绝等。若见汗出如油，两颧淡红，脉微欲绝或浮大无根，为真阳外越之危候，最为难治。

【治法】温阳益气，回阳固脱。

【处方】百会八阵、神道八阵。河车路：大椎至命门段。关元、神阙、气海。

【手法】杵针用补法，并可加大艾灸法。

【操作】治疗方面，先取百会八阵、神道八阵用补法依次施用七曜混元杵、五星三台杵、金刚杵行点叩手法 4 ~ 7 分钟、运转手法 6 分钟、开阖手法 5 分钟一个循环；再取河车路大椎至命门段行运转手法、开阖手法、分理手法施以补法 10 分钟；再取天谷八阵、神道八阵以七曜混元杵、金刚杵用泻法依次施用运转手法 5 分钟、开阖手法一个循环；最后关元、神阙及气海施用七曜混元杵、五星三台杵、金刚杵以补法点叩 3 分钟。

【时间及疗程】治疗时间共 8 周，第 1 ~ 2 周每日 1 次，1 次 30 分钟，每周 5 次，每周连续治疗 5 天，休息 2 天；第 3 ~ 4 周间隔 1 天治疗 1 次，1 次 30 分钟，共治疗 3 次，休息 2 天；第 5 ~ 6 周间隔 2 天治疗 1 次，共治疗 2 次；第 7 ~ 8 周隔 3 天 1 次，共 1 次。每日治疗 30 分钟。

【方义】百会八阵、神道八阵、河车路以温补阳气，醒脑。元阳外脱，必从阴救阳，关元为任脉经与开窍。阴阳互根，足三阴经之交会穴，乃三焦元气所出，联系命门，是阴中之阳穴；气海为生气之海，有扶阳益气，以救脱逆的作用，神阙位于脐中，为生命之根蒂，为真气所系，故用大艾灸，以回垂绝之阳。

【加减】虚汗不尽加阴郄；小便不禁加三阴交、足三里。

五、护理重点

注意神志意识早期观察，进行 GLS 评分和损伤后遗忘（PTA）期间长短评定。头部出血及时止血。早期伤后急救、手术治疗及药物治疗。急性期行良肢位摆放，预防并发症，促醒治疗。恢复期以运动功能锻炼，日常生活能力训练，认知感知言语障碍训练为主。心理护理鼓励患者及家属参与，协作进行，促进心理康复。

第二节　中耳和内耳外伤（职业拳击和综合格斗）

职业拳击和综合格斗均属于搏击格斗类项目，它们对抗性强、竞争激烈，动作变化多端、极不规则，加上对抗时是以重拳击倒对方为主要目的，故损伤的发生率很高，以至于影响运动员的训练及身体健康，由于职业拳击和综合格斗在我国开展的时间不长，对两种项目运动创伤的调查研究较少。近年对部分地区（如湖南省）专业从事拳击项目的运动员进行调查，损伤率达 100%，50% 以上的运动员有多次受伤的情况，研究表明拳击运动是小外伤多，对身体深层造成伤害不多，综合格斗的情况也与它类似，其中中耳和内耳外伤是这两项运动项目中最常见的运动创伤。

一、概述

（一）定义

中耳外伤通常由锐器、爆炸或气压突然改变导致，可造成鼓膜穿孔。如果是头部外伤如颞骨骨折等可致鼓室积血、听骨链损伤，甚至脑脊液耳漏；飞行、潜水或高压氧舱等可引起气压损伤性中耳炎，均将致听力障碍。内耳外伤多并发于颞骨骨折或其他头部外伤。头部闭合性损伤可致迷路震荡；强声或冲击波可致内耳毛细胞损伤。其所造成的内耳功能障碍依致伤种类及损伤的病理变化不同，部分可于数周或数月内恢复，但仍可致不可逆性的内耳功能障碍。

（二）病理生理

耳廓为头部的显露部分，易单独遭受各种直接外伤。耳深部的外伤则常伴发于颜面他处或颅脑外伤。中耳由鼓膜以及装有听骨链的含气空腔组成。听骨链连接鼓膜和内耳。内耳（迷路）充满液体，由两个主要部分构成：耳蜗（听觉器官）、半规管（平衡器官）。直接暴力（如利器外伤，拳击、综合格斗等运动）是引起中耳和内耳外伤最主要的原因，间接暴力（如爆炸气浪、震荡、巨响等）也可引起。外伤可发生于耳的某一部分，也可几部分同时发生。中耳及内耳外伤主要包括：鼓膜外伤、乳突外伤、内耳外伤及颞骨骨折、外伤性脑脊液耳漏或耳鼻漏等。

掌拳打击耳部时，一方面可以在外耳道内产生类似于冲击波的瞬时超压，直接作用于鼓膜，咽鼓管在通常情况下来不及调节鼓膜内外的气压平衡，鼓膜内外的这种瞬时压力差如果超过了鼓膜所能承受的张力极限，就会导致鼓膜的破裂；同时作用于听骨链和鼓室可引起鼓室出血、听小骨脱位或骨折，甚至造成卵圆窗和圆窗膜的破裂，同时这种超压作用力通过听骨链进一步传至内耳，造成膜迷路内的淋巴液的剧烈震荡，由此产生的剪切力与挤压力可引起基底膜、前庭膜和血管纹等结构的机械性损伤，如耳石膜的剥离 、耳石脱落、耳蜗出血、血管通透性增加等，从而损伤平衡与听觉功能。另一方面掌拳打击时直接震动颅骨和脑组织，可以造成迷路和脑组织的震荡冲击伤，甚至造成颞骨骨折和严重的脑损伤。究竟哪一种损伤机制在打击过程中起主导作用，则可能与打击的力量、打击时接触的部位以及打击方式有关。

（三）临床特征

耳廓挫伤有皮下瘀血、血肿，撕裂伤有皮肤撕裂，软骨破碎，部分或完全切断；早期伤口出血，局部疼痛；合并感染后出现急性化脓性软骨膜炎表现；外耳道外伤后皮肤肿胀、撕裂、出血，软骨或骨部骨折可致外耳道狭窄；中耳外伤有流血、耳聋、耳鸣、耳痛，偶有眩晕；鼓膜呈不规则穿孔，穿孔边缘有血迹，有时可见听小骨损伤脱位；内耳外伤，轻者迷路震荡及爆震聋，主要表现为感音耳聋、耳鸣、眩晕、恶心、呕吐、眼震及平衡障碍；严重者合并岩骨骨折，表现为耳内出血，如鼓膜未穿破，则鼓室内积血使鼓膜呈蓝色，鼓膜破裂有脑脊液耳漏，流出淡红色血液，或清亮液体；有时合并面瘫；耳外伤常合并颅脑外伤，颌面外伤等。应注意神志、呼吸、心跳、脉博、血压、瞳孔，其他神经系统及颅颌面伤情、全身情况等。

二、诊断检查

首先检查有无外耳道出血、皮肤撕裂、骨壁塌陷等，可行 X 片检查有无颅骨骨折，应注意 X 线检查阴性者不能排除颞骨骨折，高分辨率 CT 扫描则可反映出颞骨骨折的走向，听骨链及面神经管有无损伤及损伤的部位，也可反映出颞骨内积血、积气等。必要时可行耳镜检查探查鼓膜受损情况、前庭功能检查检查内耳前庭器受损情况等。

三、中医辨证

中耳和内耳外伤多由剧烈运动中掌拳击打（如职业拳击和综合格斗等）或其他直接或间接暴力作用于耳部、异物刺伤，金属屑溅入、强声或冲击波损伤等原因，引起内耳、外耳的皮肉筋脉受损，以致经络不通，经气运行受阻，气血壅滞局部而成。多为实证，辨证为气滞血瘀证。

四、杵针治疗

经消毒、清创、抗感染，必要时行外科手术治疗后，若无明显继发性感染征象，且皮肤表面创口愈合良好的情况下，可考虑行杵针治疗，以达疏经通络促进外伤愈合的作用，杵针治疗对于某些中耳和内耳外伤导致的耳鸣、耳聋、面瘫等后遗症也有较好的治疗效果。

【证型】多辨证为气滞血瘀证。

【治法】行气化瘀通络。

【处方】耳八廓、风府八阵，配合翳风、听会、足临泣、侠溪、听宫、中渚，若发生面瘫，可选用面部五轮穴。

【操作】杵针点叩、升降、开阖、运转、分理。用奎星笔的杵尖在风府八阵、耳八廓行开阖手法。用五星三台杵的杵尖在风府八阵行点叩手法。用奎星笔的杵柄在风府八阵行运转手法。用奎星笔的杵尖在翳风、听会、足临泣、侠溪、听宫、中渚、耳八廓行开阖手法。

【时间及疗程】治疗时间共 8 周，第 1 ~ 2 周每日 1 次，1 次 30 分钟，每周 5 次，每周连续治疗 5 天，休息 2 天；第 3 ~ 4 周间隔 1 天治疗 1 次，1 次 30 分钟，共治疗 3 次，休息 2 天；第 5 ~ 6 周间隔 2 天治疗 1 次，共治疗 2 次；第 7 ~ 8 周隔 3 天 1 次，共 1 次。每日治疗 30 分钟。

【方义】风府八阵、耳八廓有平肝息风、清热泻火、通经活络、行气通窍的作用。手足少阳经脉均绕行于耳前后，因此，取手少阳三焦经之中渚、翳风，足少阳胆经之听会、侠溪，远近相配，能疏导经气。足临泣为胆经腧穴以倾泻少阳之火，畅通气机，为上病下取之意。

【加减】若出现耳鸣耳聋，恢复期辨证肾虚严重者加关元八阵、太溪以补益肾气，脾胃虚弱者加至阳八阵、足三里。

五、护理重点

观察有无鼓膜损伤。严禁冲洗和滴药，禁止用力擤鼻，全身使用抗生素预防感染。鼓膜穿孔如长期不愈合可行修补手术。如有脑脊液耳漏则可取头高位或半卧位。避免耳内填塞及进水。保持局部清洁干燥。必要时进行听力检测。加强卫生宣教，禁用锐器挖耳避免再损伤。

第三节　耳廓外伤（摔跤、柔道）

一、概述

（一）定义

摔跤运动员耳又称摔跤耳或柔道耳，是摔跤、柔道运动员在摔跤、柔道运动中所造成的一种耳廓特殊钝性运动创伤。目前本病的命名比较混乱。有（急性）耳廓血肿、耳廓囊肿、耳廓积血、耳廓积液、摔跤运动员耳、摔跤耳、柔道耳、菜花耳（花椰耳）、皱缩耳等。这些命名多数是根据本病的不同病理表现、流行人群、诱发因素等而命名的。此外，亦有把本病误认为是耳廓假性囊肿者。

（二）流行病学

该病主要发生在摔跤和柔道运动员中。本病耳廓畸形发生率为：男子柔道者为 56.05%，女子柔道者为 15.38%，男子摔跤者为 32.15%。

（三）病理生理

摔跤或柔道运动中所致的耳廓钝性运动创伤，主要包括耳廓的撞击、挤压、摩擦、钳夹、抓扭等机械创伤，使耳廓软骨受损，其软骨膜血管破裂致软骨膜下出血形成软骨膜下血肿，软骨与软骨膜分离，分离的软骨膜又形成新的软骨，血肿被机化，最终耳廓出现硬化肥厚等畸形。

（四）临床特征

早期主要表现为耳廓的疼痛和局限性肿胀，严重时耳廓肿胀明显，可呈球状，穿刺多可抽出较新鲜的血性液体。如不治疗，数天后耳廓疼痛减轻，囊肿逐渐变硬，穿刺可抽出陈旧血性液体。晚期血肿被完全机化，耳廓遗留肥厚畸形。如治疗及时，可无畸形。如治疗不当被感染，可转化成化脓性耳廓软骨膜炎，最终遗留耳廓萎缩畸形。

二、诊断检查

（1）该病多见于摔跤或类似运动员。

（2）多有耳廓反复外伤史。

（3）早期主要表现为耳廓的肿胀、疼痛。

（4）后期出现耳廓畸形。

根据上述条件，该病不难诊断。

三、中医辨证

本病在后期常有耳鸣、听力下降、内耳疼痛等症，常与肝胆火旺、外感风邪和肾精亏耗等因素有关。病位在耳，肾开窍于耳，少阳经入耳中，故本病与肝胆、肾关系密切。火热或精亏致耳部脉络不通或失于濡养可导致耳鸣、耳聋、耳痛的发生。

一般来说，本病大体分为实证和虚证两大类。起病急、病程短者以实证为多见，常见于风热侵袭、肝火上扰、痰火郁结、气滞血瘀等证型；起病缓慢、病程较长者以虚证为多见，如肾精亏损证或气血亏虚证等。

四、杵针治疗

本病伤后及时采取局部冷敷减轻血肿，避免重复损伤，轻度血肿不必抽吸，严重者及早抽出积血并务必将耳廓各间隙用酒精棉球填满压紧在解剖位置。

本病在后期常有耳鸣、听力下降、内耳疼痛等症，根据虚实辨证采用杵针治疗。

（一）实证

【主症】暴病耳聋，或耳中觉胀，耳鸣如潮，鸣声隆隆不断，按之不减。

【治法】平肝泻火，息风通窍。

【处方】百会八阵、风府八阵、耳八廓。河车路：风府至大椎段。翳风、听会、足临泣、侠溪、听宫、中渚。

【手法】杵针用泻法。

【操作】用奎星笔的杵尖在百会八阵、风府八阵、耳八廓行开阖手法 5 ~ 7 分钟。用五星三台杵的杵尖在百会八阵及风府八阵及河车路风府至大椎段行点叩手法 5 ~ 7 分钟。用七曜混元杵的杵尖在河车路风府至大椎段行分理手法 5 ~ 7 分钟。用奎星笔的杵柄在百会八阵及风府八阵及河车路风府至大椎段行运转手法 5 ~ 7 分钟。用奎星笔的杵尖在翳风、听会、足临泣、侠溪、听宫、中渚、耳八廓行开阖手法 5 ~ 7 分钟。

【时间及疗程】治疗时间共 8 周，第 1 ~ 2 周每日 1 次，1 次 30 分钟，每周 5 次，每周连续治疗 5 天，休息 2 天；第 3 ~ 4 周间隔 1 天治疗 1 次，1 次 30 分钟，共治疗 3 次，休息 2 天；第 5 ~ 6 周间隔 2 天治疗 1 次，共治疗 2 次；第 7 ~ 8 周隔 3 天 1 次，共 1 次。每日治疗 30 分钟。

【方义】百会八阵、风府八阵、耳八廓、河车路风府至大椎段有平肝息风、清热泻火、通经活络、行气通窍的作用。手足少阳经脉均绕行于耳前后，因此，取手少阳三焦经之中渚、翳风，足少阳胆经之听会、侠溪，远近相配，能疏导经气。足临泣为胆经腧穴以倾泻少阳之火，畅通气机，为上病下取之意。

【加减】肝胆火盛者加太冲、丘墟以清泻肝胆实火，外感风邪者加外关、列缺、合谷以疏散外邪。

（二）虚证

【主症】久病耳聋，耳鸣如蝉，时作时止，劳累则加剧，按之鸣声减弱。

【治法】补益精气，通窍复聪。

【处方】百会八阵、命门八阵、耳八廓；河车路：大椎段至命门段；翳风、听会、足临泣、侠溪。

【手法】杵针用补法。

【操作】用奎星笔的杵尖在百会八阵、命门八阵、耳八廓行开阖手法 5 ~ 7 分钟。用五星三台杵的杵尖在百会八阵及命门八阵及河车路大椎至命门段行点叩手法 5 ~ 7 分钟。用七曜混元杵的杵尖在河车路大椎至命门段行分理手法 5 ~ 7 分钟。用奎星笔的杵柄在百会八阵及命门八阵及河车路大椎至命门段行运转手法 5 ~ 7 分钟。用奎星笔的杵尖在翳风、听会、足临泣、侠溪、耳八廓行开阖手法 5 ~ 7 分钟。

【时间及疗程】治疗时间共 8 周，第 1 ~ 2 周每日 1 次，1 次 30 分钟，每周 5 次，每周连续治疗 5 天，休息 2 天；第 3 ~ 4 周间隔 1 天治疗 1 次，1 次 30 分钟，共治疗 3 次，休息 2 天；第 5 ~ 6 周间隔 2 天治疗 1 次，共治疗 2 次；第 7 ~ 8 周隔 3 天 1 次，共 1 次。每日治疗 30 分钟。

【方义】肾开窍于耳，虚证其治在肾，肾虚则精气不能上注于耳，故取百会八阵、命门八阵、河车路大椎段至命门段以补气益精，培肾固本，疏经通络，通窍复聪。翳风、中渚为手少阳经腧穴，听会、侠溪为足少阳经腧穴，两经均循行于耳周，再配以耳八廓，有疏通少阳经气、通窍复聪的作用。

【加减】肾虚严重者加关元八阵、太溪以补益肾气；脾胃虚弱者加至阳八阵、足三里。

五、护理重点

依据外伤情况考虑是否包扎。及时清理伤口，保持耳廓清洁干燥，避免受压。观察局部伤口渗血情况，观察耳廓修复后血运情况。出血量大可考虑监测生命体征。采取健侧卧位或平卧位。按医嘱应用敏感抗生素治疗。避免用手触及和牵拉伤口。恢复期，防止感染和再损伤。

第四节　口腔颌面部外伤（格斗类、冰球、曲棍球、橄榄球运动）

一、概述

（一）定义

口腔颌面部的范围包括口腔、眼眶的下外侧方、耳前下方、颊部、唇部、下巴及颈部的上面一小部分。正常情况下，这些部位都暴露在外，在外力的作用下极易导致口腔及面部软、硬组织的损伤，又由于这些部位血管丰富、神经密集，所以受伤后不但疼痛明显，而且容易发生继发性感染。

（二）流行病学

目前我国暂无相关流行病学数据。

（三）病理生理

外力作用的程度与方式不同，可引起不同程度的口腔颌面部损伤，轻者仅有面部软组织的挫伤，重者可伤及牙齿，甚至引起颌面部骨折。

（四）临床特征

1. 面部软组织挫伤

多为闭合性损伤，面部皮肤的完整性未遭到明显破坏或只有轻度擦伤，主要表现为皮下软组织的损伤。受伤部位可见明显的肿胀、瘀血，表面青紫，伴有压痛。如受伤部位在下颌关节部位，还可影响张口动作；眼睛周围软组织受伤时则表现为眼周青紫肿胀，睁眼困难。

2. 牙折

所谓牙折，就是牙齿因外力作用发生不同程度的折断缺损，以上前门牙最为常见。多发生在运动、比赛时相撞或突然跌倒，牙齿面向前下，上、下牙由于外力直接打击或槽牙突然咬到沙、石等硬物而导致牙折。

3. 口腔颌面部复合伤

由于口腔颌面部所处的特殊位置，创伤程度较重时很容易发生复合伤，并可影响到颅脑而发生颅底骨折或颅脑损伤，且由于在正常时口腔、鼻腔等存有大量细菌，所以也容易并发感染。

二、诊断检查

口腔颌面部外伤多见于格斗类、冰球、曲棍球、橄榄球等运动，以下为最常见的口腔颌面部损伤的现场诊断及处理方法：

1. 面部软组织挫伤

急性损伤立即止血、清创、包扎。可用毛巾浸冷水后冷敷，有条件的也可用冰袋，以帮助止血，减轻疼痛。

2. 牙折

（1）重症牙折发生后，一方面影响咀嚼功能，另一方面影响美观，所以，一旦发生缺损较大的牙折，特别是牙髓暴露于外的，最好立刻到医院牙科急诊就诊，予以相应紧急处理后，再择期行补牙术。

（2）轻症如牙折程度较轻，缺损较小，可不必立刻进行急诊处理，可根据情况，选择合适时机去医院行断牙修补术。

3. 口腔颌面部复合伤

由于口腔颌面部所处的特殊位置，创伤程度较重时很容易发生复合伤，并可影响到颅脑而发生颅底骨折或颅脑损伤，且由于在正常时口腔、鼻腔等存有大量细菌，所以也容易并发感染。

（1）处理危重损伤当：怀疑口腔颌面部有复合伤时，一定要冷静，首先处理危及生命安全的损伤，如清除口腔异物，保持呼吸道通畅，防止窒息发生。

（2）出血：对面部及头皮等处的出血，可用无菌敷料或干净布料、毛巾等行加压包扎。

（3）伤口处理：对于面部、颈部裂开性或穿通性伤口，可采取填塞止血的方法，将无菌敷料或干净布料填塞伤口，然后再行加压包扎。

（4）休克：如患者的生命体征不平稳，出现休克症状，应立即送往附近医院急诊室进行抢救。

软组织损伤一般很容易发现，有关节活动受限、关节畸形，视力、头晕以及意识障碍等时需完善检查，可根据 X 平片、颅脑 CT 及 MRI 确定，进一步对症处理。

三、中医辨证

多由外伤等引起口腔、眼眶的下外侧方、耳前下方、颊部、唇部、下颌及颈部的上面一小部分的皮肉筋脉受损，以致经络不通，经气运行受阻，气血壅滞局部而成，可致局部肿胀瘀青，疼痛；或皮肉经络受损可致血溢脉外。外伤失治日久，局部筋肉失去濡养可致萎缩，久失气血濡养，虚极生风可见局部筋肉挛缩抽动。故新病气滞血瘀，久病以气虚血瘀、气血亏虚、血虚风动为主。

四、杵针治疗

【治法】行气活血，通络止痛；息风止痉，益气养血。

【处方】新病以远端取穴止痛为主：合谷、列缺、孔最。久病以局部取穴与循经取穴为主，痛处阿是穴取八阵穴。四白、地仓、承浆、水沟、颧髎、合谷、颊车、下关、足三里。

【操作】头面部穴位多采用奎星笔在阿是穴八阵穴处进行开阖手法 1 ~ 2 分钟，再用点叩手法在头面部其他穴位叩击 2 ~ 4 分钟，以皮肤潮红为止；肢体远端穴位同样采用点叩及开阖手法；八阵穴治疗，分别在内外八阵行使 7 次为 1 个周期，进行 2 ~ 3 个周期。急性期可在阿是穴刺络放血，肢体远端穴位强刺激；陈旧性损伤可加灸法。

【时间及疗程】治疗时间共 4 周，第 1 周每日 1 次，1 次 30 分钟，每周 5 次，每周连续治疗 5 天，休息 2 天；第 2 周间隔 1 天治疗 1 次，1 次 30 分钟，共治疗 3 次，休息 2 天；第 3 周间隔 2 天治疗 1 次，共治疗 2 次；第 4 周隔 3 天 1 次，共 1 次。每日治疗 30 分钟。

【方义】口腔颌面部新病以远端取穴止痛为主，“面口合谷收”“头项寻列缺”，根据经络循行主治所及，合谷、列缺为必选穴位，能够达到疏通面部经络气血、止痛的目的；另外如若口鼻出血，可加用相关郄穴止痛同时可以起到止血之效。久病以局部取穴与循经取穴为主，痛处阿是穴取八阵穴，加强改善局部气血之效，足三里所在足阳明经，多气多血，可以达到很好的益气养血功能。

五、护理重点

及时处理口腔及牙龈出血，吐出脱落牙齿，避免发生窒息。做好口腔护理避免感染。清淡饮食。加强预见性护理，密切观察病情。及时做好饮食护理，宜清淡，富营养，从流质食物逐渐到软食。加强心理护理，使患者情绪稳定，积极配合治疗，促进伤口愈合，使患者早日康复。

第三章　脊柱常见运动创伤及其杵针治疗

第一节　颈椎挥鞭损伤（职业拳击和综合格斗）

“Whiplash”一词于 1928 年首次提出，是描述类似鞭打样的外力作用于颈椎和躯干上部时，突然产生的加速或减速力对两者的影响。20 世纪，人们仍把此类损伤归类于“railway spine”以此来描述火车事故中的各种损伤。直到 1995 年，挥鞭伤研究会对其又重新进行了定义：在车祸和其他事故中，颈椎受到来自后方或侧向的冲击力，所产生的突然加速和减速运动作用于颈部，这种能量转化可导致颈部的骨及各种软组织的损伤（即挥鞭伤），从而产生一系列的临床症状。

一、概述

（一）定义

颈椎挥鞭伤：其定义为在运动过程中，颈椎为由后方或侧方撞击所致的颈部加速或减速机制所造成的骨或软组织损伤。运动创伤病因常见于职业拳击、综合格斗等意外事故。

（二）流行病学

在西方国家，颈部挥鞭伤的发病率约为 1% ~ 4%，而其中有 40% 在 6 月后转变成继发型挥鞭伤综合征，另有近 25% 的病人转成慢性质，其中 10% 遭受严重的病痛。颈椎挥鞭伤对社会造成的经济负担也不容忽视。在我国，有关颈椎挥鞭伤的报道较少，但实际发病率估计高于西方国家水平。

（三）病理生理

在运动过程中，受到外界自后方或侧向的冲击力，所产生的突然加速或减速运动作用于颈部，当力量作用于颈前部软组织，引起牵拉而导致颈前筋膜及肌肉的拉伤，力量超过颈部软组织牵拉极限时头部向后仰，颈部遭受过伸损伤，只有前纵韧带及纤维环前部纤维可以抵抗后伸运动，超过牵拉极限可引起前纵韧带的断裂或者造成颈椎间盘向后脱出，形成脊髓压迫车位，随着速度减退，头部前倾，颈椎回复原位，X 线片可看不到颈椎的损伤。若前纵韧带未断，将引起椎板、棘突的骨折，损伤力量过大则可进一步引起颈椎及脊髓的损伤。脊髓损伤一般为中央型。

（四）临床特征

颈部挥鞭伤病人通常出现的临床表现第一个综合征是颈脑综合征，其特征是：头痛、疲劳、眩晕、注意力不集中、调节障碍以及对光的适应能力减弱等。

第二个综合征是下颈段综合征，其特征是颈痛和颈肩痛。

（1）颈痛和头痛为挥鞭样损伤最为常见的两种临床症状。典型的颈痛表现为颈后区的钝痛，颈部活动可使疼痛程度进一步加剧。疼痛还可向头、肩、臂或肩胛间区放射，这一类型疼痛可能属牵涉痛性质。紧随颈痛症状其后，多数患者可现颈部肌肉痉挛和颈椎活动受限，这些症状多在 1 ~ 2 周内缓解。头痛在挥鞭样损伤中是仅次于颈痛的最常见症状，有时甚至是最为明显的症状。其典型表现为枕部或枕下疼痛并可向前放射至颞部、眼眶及头顶部。肌肉和筋膜的损伤可能是引起头痛的最常见原因，此外头痛的原因也可能为神经性或血管性因素。

（2）背痛和上肢放射痛及感觉、运动功能障碍大约有 20% ~ 35% 的挥鞭样损伤患者在伤后第 1 个月有肩胛间区或腰背部疼痛，Evans 认为其中多数为肌筋膜损伤所致，有时也可由胸椎、腰椎的椎间盘或椎体损伤而引起。

（3）认知及心理异常。挥鞭样损伤后的脑部症状包括神经质和神经过敏等。挥鞭样损伤可造成记忆、思维等方面的能力下降，患者在日常生活和工作中容易疲劳和神经过敏。这些表现均可能与脑损伤有关。

（4）其他表现：其他的症状还有吞咽困难、头晕、视力障碍、颅神经损伤、自主神经系统损害、颞下颌关节功能障碍以及斜颈、前胸痛等。

临床分型分为：颈椎软组织损伤性、颈神经根损伤型、椎基底动脉型、交感神经（自主神经）型、脊髓损伤型。

二、诊断检查

（1）运动创伤史。

（2）颈痛和颈强直，疲劳后明显加重，同时伴有肩、手臂放射痛或头痛，一部分患者（女性多见）有焦虑、失眠，手臂“蚁走样”感觉异常和推物无力，偶有耳鸣、眩晕、恶心等症状。

（3）体检时，所有的患者颈项部有压痛，但可能有手臂放射痛，颈椎活动度明显下降。

（4）影像学检查，多数患者有颈椎退行性改变（颈椎骨质增生和强直）与年龄不符，椎间隙狭窄，椎间关节椎间盘损害，但仍有一部分未见明显影像学异常征象。

三、中医辨证

项痹是由于风、寒、湿等邪气闭阻项部经络，影响气血运行，导致颈项部强硬疼痛，上肢疼痛、重着、麻木等症状的一种疾病。

颈椎挥鞭伤发病较急，以头枕、颈项、肩背、上肢等部疼痛以及进行性肢体感觉和运动功能障碍为主症。轻者头晕，头痛，恶心，上肢疼痛、麻木无力；重者可导致瘫痪，甚至危及生命疼痛，其病变好发于颈5～6之间的椎间盘，其次是颈6～7、颈4～5之间的椎间盘。颈椎挥鞭伤临床分型包括：颈椎软组织损伤性、颈神经根损伤型、椎基底动脉型、交感神经（自主神经）型、脊髓损伤型。开始常以神经根压迫和刺激症状为主要表现，以后逐渐出现椎动脉、交感神经及脊髓功能或结构上的损害，并引起相应的临床症状。中医辨病属于"项痹"内容，中医根据其临床表现可分为以下3个基本证型：

（1）风寒痹阻证：颈、肩、上肢串通麻木，以痛为主，头有沉重感，颈部僵硬，活动不利，畏风寒，舌淡红，苔淡白，脉弦紧。

（2）劳伤血瘀证：颈肩部及上肢刺痛，痛处固定，伴有肢体麻木，舌质暗，脉弦。

（3）肝肾亏虚证：眩晕头痛，耳鸣耳聋，失眠多梦，肢体麻木，面红目赤，舌红少津，脉弦。

另可合并气血亏虚证：头痛目眩，面色苍白，心悸气短，四肢麻木，倦怠乏力，舌淡苔少，脉细弱；或痰湿阻络证：头晕目眩，头痛如裹，四肢麻木不仁，舌暗红，苔厚腻，脉弦滑。

四、杵针治疗

（一）风寒痹阻证

【主症】颈强脊痛，肩臂酸楚，颈部活动受限，甚则手臂麻木发冷，遇寒加重。或伴形寒怕冷、全身酸楚。舌苔薄白或白腻，脉弦紧。

【治法】祛风活血，通络止痛。

【处方】百会八阵、风府八阵、大椎八阵。河车路：脑户至大椎段。风池、合谷、列缺、肩井。

【手法】杵针用泻法，可加灸法。

【操作】治疗方面，先取百会八阵、风府八阵及用泻法依次施用七曜混元杵、五星三台杵、金刚杵行点叩手法 4 ~ 7 分钟、运转手法 6 分钟、开阖手法 5 分钟一个循环；再取河车路脑户至大椎段行分理手法 5 分钟；再取风府八阵、大椎八阵以七曜混元杵、金刚杵用泻法依次施用运转手法 4 ~ 7 分钟、开阖手法一个循环；最后风池、合谷、列缺和肩井施用七曜混元杵、五星三台杵、金刚杵以泻法点叩 3 分钟。

【时间及疗程】治疗时间共 4 周，第 1 周每日 1 次，1 次 30 分钟，每周 5 次，每周连续治疗 5 天，休息 2 天；第 2 周间隔 1 天治疗 1 次，1 次 30 分钟，共治疗 3 次，休息 2 天；第 3 周间隔 2 天治疗 1 次，共治疗 2 次；第 4 周隔 3 天 1 次，共 1 次。每日治疗 30 分钟。

【方义】外邪所犯，首当解表，故取百会八阵、风府八阵、大椎八阵，河车路脑户至大椎段以疏风解表，疏通经络，而止颈痛。风池可治诸颈项僵痛，合谷为手阳明经原穴与手太阴经为表里，有祛邪解表作用。头项诸痛症可寻列缺。肩井通络止痛，调理气血，诸穴相配，表解而痛止。

【加减】颈项僵痛，不能侧转者，加后溪、天柱；颈项僵痛，牵扯肩部者，加肩髃、肩髎、肩贞、手五里。

（二）劳伤血瘀证

【主症】有外伤史，颈项、肩臂疼痛，甚至放射至前臂，手指麻木，颈项僵直或肿胀，活动不利，肩胛冈上下窝及肩峰有压痛，舌质紫黯有瘀点，脉涩。

【治法】舒筋通络，活血止痛。

【处方】风府八阵，大椎八阵。河车路：风府至身柱段。风池、后溪、阳陵泉、列缺。

【手法】杵针用泻法，或平补平泻法。

【操作】治疗方面，先取风府八阵、大椎八阵及用泻法依次施用七曜混元杵、五星三台杵、金刚杵行点叩手法 4 ~ 7 分钟、运转手法 6 分钟、开阖手法 5 分钟一个循环；再取河车路风府至身柱段行分理手法 5 分钟；再取风府八阵、大椎八阵以七曜混元杵、金刚杵用泻法依次施用运转手法 4 ~ 7 分钟、开阖手法一个循环；最后风池、后溪、阳陵泉和列缺施用七曜混元杵、五星三台杵、金刚杵以泻法点叩 3 分钟。

【时间及疗程】治疗时间共 4 周，第 1 周每日 1 次，1 次 30 分钟，每周 5 次，每周连续治疗 5 天，休息 2 天；第 2 周间隔 1 天治疗 1 次，1 次 30 分钟，共治疗 3 次，休息 2 天；第 3 周间隔 2 天治疗 1 次，共治疗 2 次；第 4 周隔 3 天 1 次，共 1 次。每日治疗 30 分钟。

【方义】本证以劳伤血瘀痹阻经络为主，故用风府八阵、大椎八阵、河车路风府至身柱段以疏通经络，行气止痛，舒筋活络而缓解劳伤。后溪通于督脉，可治疗督脉经络循行诸症。阳陵泉为筋之合穴，故后溪与阳陵泉配合可治颈部劳伤。面头项诸痛症皆可寻列缺。

【加减】颈项僵痛，牵扯肩部者，加肩髃、肩髎、肩贞、手五里；背痛者，加身柱八阵。

（三）肝肾亏虚证

【主症】颈项、肩臂疼痛，四肢麻木乏力。伴头晕眼花耳鸣、腰膝酸软、遗精、月经不调，舌红、少苔，脉细弱。

【治法】温补开肾，活络止痛。

【处方】百会八阵、至阳八阵、命门八阵、气海八阵。河车路：风府至大椎段，命门至长强段。风池、合谷、列缺、三阴交、足三里。

【手法】杵针用补法，并可加灸法。

【操作】治疗方面，先取百会八阵、至阳八阵、命门八阵及气海八阵用泻法依次施用七曜混元杵、五星三台杵、金刚杵行点叩手法4～7分钟、运转手法6分钟、开阖手法5分钟一个循环；再取河车路风府至身柱段行分理手法5分钟；再取至阳八阵、命门八阵及气海八阵以七曜混元杵、金刚杵用泻法依次施用运转手法4～7分钟、开阖手法一个循环；最后风池、合谷、列缺、三阴交及足三里施用七曜混元杵、五星三台杵、金刚杵以泻法点叩3分钟。

【时间及疗程】治疗时间共4周，第1周每日1次，1次30分钟，每周5次，每周连续治疗5天，休息2天；第2周间隔1天治疗1次，1次30分钟，共治疗3次，休息2天；第3周间隔2天治疗1次，共治疗2次；第4周隔3天1次，共1次。每日治疗练30分钟。

【方义】百会八阵以梳理脑部气血，通络止痛；至阳八阵、命门八阵、河车路大椎至长强段以调补脾胃，益气养血，温补肾阳，补益肾精。气海八阵能益下元，温补肾中阳气；三阴交为肝脾肾三阴经之交会穴，以养肝血，足三里以资生化之源。风池可治诸颈项僵痛，合谷为手阳明经原穴，与手太阴经为表里，有祛邪解表作用。头项诸痛症可寻列缺。诸穴配伍，补益肝肾，则通筋壮骨，痛症自消。

【加减】阳气不足者加膻中、关元八阵，以温阳益气；气血虚弱者，加中脘八阵、中枢八阵以益气养血；精血不足者，加太溪、涌泉，以补肾中之精血。

五、护理重点

颈椎挥鞭样损伤的实质是颈部软组织遭受撞击或其他原因导致承受的应力过度造成软组织或者骨损伤。患者可出现视物模糊、眩晕、耳鸣，头枕、颈项、上肢和背部疼痛。护理方面应注意早期颈痛、头痛。

可药物止痛，注意服药可能出现的不良反应，告知在服药期间需要的注意事项。情志护理，指导患者及家属鼓励患者进行恢复锻炼。饮食应进食易消化、营养丰富的食物，禁肥甘厚味、辛辣刺激。根据患者情况，制定功能锻炼，选择屈伸运动、握拳、负重、直腿抬高等锻炼。辨证循经，行杵针治疗。在双上肢及颈部推拿按摩，促进气血运行。避免左右摆动头部，颈托固定。定时进行翻身，避免压疮发生。

第二节　颈椎病（篮球、击剑、摩托车运动）

颈椎病常见于中、老年运动员，是因椎间盘本身的退变及长期慢性颈部劳损刺激或压迫邻近组织，引起各种症状和体征，特别在从事篮球、击剑、摩托车等运动项目的运动员中多见。本病起源于颈椎间盘病变，大多数患者在颈椎原发性退变的基础上产生一系列继发性改变。颈椎病主要可分为：颈型颈椎病、神经根型颈椎病、脊髓型颈椎病、椎动脉型颈椎病、交感神经型颈椎病、混合型颈椎病。

一、概述

（一）定义

颈椎病又称颈椎综合征，是颈椎骨关节炎、增生性颈椎炎、颈神经根综合征、颈椎间盘脱出症的总称，是一种以退行性病理改变为基础的疾患。主要由于颈椎长期劳损、骨质增生，或椎间盘脱出、韧带增厚，致使颈椎脊髓、神经根或椎动脉受压，出现一系列功能障碍的临床综合征。表现为椎节失稳、松动；髓核突出或脱出；骨刺形成；韧带肥厚和继发的椎管狭窄等，刺激或压迫了邻近的神经根、脊髓、椎动脉及颈部交感神经等组织，引起一系列症状和体征。

（二）病理生理

颈椎病是颈椎间盘变性，颈椎骨质增生以及由此而引起的一系列临床症状三者的总称，也有人称之为颈椎综合征。颈椎间盘的退行性变以颈5 ~ 6、颈6 ~ 7的发病最多见。颈椎间盘突出是本病的早期阶段，其受累的椎间盘较少，一般为1 ~ 2个椎间盘；而颈椎病则不然，往往是多数椎间盘受累。随着颈椎间盘的退变，相应颈椎前纵韧带、后纵韧带、黄韧带等出现增生、肥厚和变性，颈椎各部位出现骨质增生。椎间盘的变性导致突出压迫神经血管，颈椎韧带的增生肥厚也有可能压迫颈椎神经及血管，而骨质增生的位置不对一样可以压迫到颈椎神经及血管。无论是上述哪种病理变化形成压迫，均可能出现颈椎病症状。产生颈椎病的最初病理变化为颈椎间盘变性，由于它的变性，可使纤维环、髓核突向韧带下方而引起韧带连同骨膜与椎骨间分离，形成韧带－椎间盘间隙，因多同时伴有局部微血管撕裂与血形成间隙血肿，随着血肿机化和钙盐沉积，最后形成突向椎管或椎体前缘骨质增生。由于间盘变性，还可导致其耐用压力和牵拉力减低，因而相应地出现椎间隙变窄，关节突关节错位或重叠，椎间孔上下变小，相邻椎体间稳定性减少，继而出现小关节、钩椎关节骨质增生、韧带骨化等。此外长期慢性劳损、外伤、炎症及畸形等都会诱发和加重刺激压迫神经根和椎动脉。

（三）临床特征

（1）神经根型颈椎病：①具有较典型的根性症状（麻木、疼痛），且范围与颈脊神经所支配的区域相一致。②压头试验或臂丛牵拉试验阳性。③影像学所见与临床表现相符合。④痛点封闭无显效。⑤除外颈椎外病变如胸廓出口综合征、腕管综合征、肘管综合征、肩周炎等所致以上肢疼痛为主的疾患。

（2）脊髓型颈椎病：①临床上出现颈脊髓损害的表现。② X线片上显示椎体后缘骨质增生、椎管狭窄。影像学证实存在脊髓压迫。③除外肌萎缩性侧索硬化症、脊髓肿瘤、脊髓损伤、多发性末梢神经炎等。

（3）椎动脉型颈椎病：①曾有猝倒发作，并伴有颈性眩晕。②旋颈试验阳性。③X线片显示节段性不稳定或枢椎关节骨质增生。④多伴有交感神经症状。⑤除外眼源性、耳源性眩晕。⑥除外椎动脉Ⅰ段（进入颈6横突孔以前的椎动脉段）和椎动脉Ⅲ段（出颈椎进入颅内以前的椎动脉段）受压所引起的基底动脉供血不全。⑦手术前需行椎动脉造影或数字减影椎动脉造影（DSA）。

（4）交感神经型颈椎病：临床表现为头晕、眼花、耳鸣、手麻、心动过速、心前区疼痛等一系列交感神经症状，X线片显示颈椎有失稳或退变。椎动脉造影阴性。

（5）颈型颈椎病：颈型颈椎病也称局部型颈椎病，是指具有头、肩、颈、臂的疼痛及相应的压痛点，X线片上没有椎间隙狭窄等明显的退行性改变，但可以有颈椎生理曲线的改变、椎体间不稳定及轻度骨质增生等变化。

（6）混合型颈椎病：出现以上2种或2种以上类型的症状。

二、诊断检查

1. 具有颈椎病的临床特征

2. 体格检查

（1）前屈旋颈试验：令患者颈部前屈，嘱其向左右旋转活动。如颈椎处出现疼痛，表明颈椎小关节有退行性变。

（2）椎间孔挤压试验（压顶试验）：令患者头偏向患侧，检查者左手掌放于患者头顶部、右手握拳轻叩左手背，则出现肢体放射性痛或麻木，表示力量向下传递到椎间孔变小，有根性损害；对根性疼痛厉害者，检查者用双手重叠放于头顶并向下加压，即可诱发或加剧症状。当患者头部处于中立位或后伸位时出现加压试验阳性称之为 Jackson 压头试验阳性。

（3）臂丛牵拉试验：患者低头检查者一手扶患者头颈部，另一手握患肢腕部，作相反方向推拉，看患者是否感到放射痛或麻木，这称为 Eaten 试验。如牵拉同时再迫使患肢作内旋动作，则称为 Eaten 加强试验。

3. 辅助检查

（1）X 线检查

正位：观察有无枢环关节脱位、齿状突骨折或缺失。第 7 颈椎横突有无过长，有无颈肋。钩椎关节及椎间隙有无增宽或变窄。

侧位：①曲度的改变：颈椎发直、生理前突消失或反弯曲。②异常活动度：在颈椎过伸过屈侧位 X 线片中，可以见到椎间盘的弹性有改变。③骨赘：椎体前后接近椎间盘的部位均可产生骨赘及韧带钙化。④椎间隙变窄：椎间盘可以因为髓核突出，椎间盘含水量减少发生纤维变性而变薄，表现在 X 线片上为椎间隙变窄。⑤半脱位及椎间孔变小：椎间盘变性以后，椎体间的稳定性低下，椎体往往发生半脱位，或者称之为滑椎。⑥项韧带钙化：项韧带钙化是颈椎病的典型病变之一。

斜位：摄脊椎左右斜位片，主要用来观察椎间孔的大小以及钩椎关节骨质增生的情况。

（2）肌电图检查

颈椎病及颈椎间盘突出症的肌电图检查都可提示神经根长期受压而发生变性，从而失去对所支配肌肉的抑制作用。

（3）CT 检查

CT 已用于诊断后纵韧带骨化、椎管狭窄、脊髓肿瘤等所致的椎管扩大或骨质破坏，测量骨质密度以估计骨质疏松的程度。此外，由于横断层图像可以清晰地见到硬膜鞘内外的软组织和蛛网膜下腔。故能正确地诊断椎间盘突出症、神经纤维瘤、脊髓或延髓的空洞症，对于颈椎病的诊断及鉴别诊断具有一定的价值。

三、中医辨证

项痹是由于风、寒、湿等邪气闭阻项部经络，影响气血运行，导致颈项部强硬疼痛，上肢疼痛、重着、麻木等症状的一种疾病，现代医学称之为颈椎病。中医辨证可分为：

（1）风寒痹阻证：颈、肩、上肢窜痛麻木，以痛为主，头有沉重感颈部僵硬，活动不利，畏风寒，舌淡红，苔淡白，脉弦紧。

（2）气滞血瘀证：颈肩部及上肢刺痛，痛处固定，伴有肢体麻木，舌质暗，脉弦。

（3）肝肾亏虚证：眩晕头痛，耳鸣耳聋，失眠多梦，肢体麻木，面红目赤，舌红少津，脉弦。

另可合并气血亏虚证：头痛目眩，面色苍白，心悸气短，四肢麻木，倦怠乏力，舌淡苔少，脉细弱；或痰湿阻络证：头晕目眩，头痛如裹，四肢麻木不仁，舌暗红，苔厚腻，脉弦滑。

四、杵针治疗

（一）风寒痹阻证

【主症】颈强脊痛，肩臂酸楚，颈部活动受限，甚则手臂麻木发冷，遇寒加重。或伴形寒怕冷、全身酸楚。舌苔薄白或白腻，脉弦紧。

【治法】祛风活血，通络止痛。

【处方】百会八阵、风府八阵、大椎八阵。河车路：脑户至大椎段。风池、合谷、列缺、肩井。

【手法】杵针用泻法，可加灸法。

【方义】外邪所犯，首当解表，故取百会八阵、风府八阵、大椎八阵，河车路脑户至大椎段以疏风解表，疏通经络，而止颈痛。风池可治诸颈项僵痛。合谷为手阳明经原穴，与手太阴经为表里，有祛邪解表的作用。头项诸痛症可寻列缺。肩井通络止痛，调理气血，诸穴相配，表解而痛止。

【操作】治疗方面，先取百会八阵、风府八阵及用泻法依次施用七曜混元杵、五星三台杵、金刚杵行点叩手法 4 ~ 7 分钟、运转手法 6 分钟、开阖手法 5 分钟一个循环；再取河车路脑户至大椎段行分理手法 5 分钟；再取风府八阵、大椎八阵以七曜混元杵、金刚杵用泻法依次施用运转手法 4 ~ 7 分钟、开阖手法一个循环；最后风池、合谷、列缺和肩井施用七曜混元杵、五星三台杵、金刚杵以泻法点叩 3 分钟。

【时间及疗程】治疗时间共 4 周，第 1 周每日 1 次，1 次 30 分钟，每周 5 次，每周连续治疗 5 天，休息 2 天；第 2 周间隔 1 天治疗 1 次，1 次 30 分钟，共治疗 3 次，休息 2 天；第 3 周间隔 2 天治疗 1 次，共治疗 2 次；第 4 周隔 3 天 1 次，共 1 次。每日治疗 30 分钟。

【加减】颈项僵痛，不能侧转者，加后溪、天柱；颈项僵痛，牵扯肩部者，加肩髃、肩髎、肩贞、手五里。

（二）气滞血瘀证

【主症】颈项、肩臂疼痛，甚至放射至前臂，手指麻木，颈项僵直或肿胀，活动不利，肩胛冈上下窝及肩峰有压痛，舌质紫黯有瘀点，脉涩。

【治法】舒筋通络，活血止痛。

【处方】风府八阵、大椎八阵。河车路：风府至身柱段。风池、后溪、阳陵泉、列缺。

【手法】杵针用泻法或平补平泻法。

【方义】本证以劳伤血瘀痹阻经络为主，故用风府八阵、大椎八阵、河车路风府至身柱段以疏通经络，行气止痛，舒筋活络而缓解劳伤。后溪通于督脉，可治疗督脉经络循行诸症。阳陵泉为筋之合穴，故后溪与阳陵泉配合可治颈部劳伤。面头项诸痛症皆可寻列缺。

【操作】治疗方面，先取风府八阵、大椎八阵及用泻法依次施用七曜混元杵、五星三台杵、金刚杵行点叩手法 4 ~ 7 分钟、运转手法 6 分钟、开阖手法 5 分钟一个循环；再取河车路风府至身柱段行分理手法 5 分钟；再取风府八阵、大椎八阵以七曜混元杵、金刚杵用泻法依次施用运转手法 4 ~ 7 分钟、开阖手法一个循环；最后风池、后溪、阳陵泉和列缺施用七曜混元杵、五星三台杵、金刚杵以泻法点叩 3 分钟。

【时间及疗程】治疗时间共 4 周，第 1 周每日 1 次，1 次 30 分钟，每周 5 次，每周连续治疗 5 天，休息 2 天；第 2 周间隔 1 天治疗 1 次，1 次 30 分钟，共治疗 3 次，休息 2 天；第 3 周间隔 2 天治疗 1 次，共治疗 2 次；第 4 周隔天 1 次，共 1 次。每日治疗 30 分钟。

【加减】颈项僵痛，牵扯肩部者，加肩髃、肩髎、肩贞、手五里；背痛者，加身柱八阵。

（三）肝肾亏虚证

【主症】颈项、肩臂疼痛，四肢麻木乏力。伴头晕眼花耳鸣、腰膝酸软、遗精、月经不调，舌红、少苔，脉细弱。

【治法】温补开肾，和络止痛。

【处方】百会八阵、至阳八阵、命门八阵、气海八阵。河车路：风府至大椎段，命门至长强段。风池、合谷、列缺、三阴交、足三里。

【手法】杵针用补法，并可加灸法。

【方义】百会八阵以梳理脑部气血，通络止痛；至阳八阵、命门八阵、河车路大椎命门至长强段以调补脾胃，益气养血，温补肾阳，补益肾精。气海八阵能益下元，温补肾中阳气；三阴交为肝脾肾三阴经之交会穴，以养肝血，足三里以资生化之源。风池可治诸颈项僵痛。合谷为手阳明经原穴，与手太阴经为表里，有祛邪解表的作用。头项诸痛症可寻列缺。诸穴配伍，补益肝肾，则通筋壮骨，痛症自消。

【操作】治疗方面，先取百会八阵、至阳八阵、命门八阵及气海八阵用泻法依次施用七曜混元杵、五星三台杵、金刚杵行点叩手法 4 ~ 7 分钟、运转手法 6 分钟、开阖手法 5 分钟一个循环；再取河车路风府至大椎段行分理手法 5 分钟；再取至阳八阵、命门八阵及气海八阵以七曜混元杵、金刚杵用泻法依次施用运转手法 4 ~ 7 分钟、开阖手法一个循环；最后风池、合谷、列缺、三阴交及足三里施用七曜混元杵、五星三台杵、金刚杵以泻法点叩 3 分钟。

【时间及疗程】治疗时间共 4 周，第 1 周每日 1 次，1 次 30 分钟，每周 5 次，每周连续治疗 5 天，休息 2 天；第 2 周间隔 1 天治疗 1 次，1 次 30 分钟，共治疗 3 次，休息 2 天；第 3 周间隔 2 天治疗 1 次，共治疗 2 次；第 4 周隔 3 天 1 次，共 1 次。每日治疗 30 分钟。

【加减】阳气不足者加膻中、关元八阵，以温阳益气；气血虚弱者，加中脘八阵、中枢八阵以益气养血；精血不足者，加太溪、涌泉，以补肾中之精血。

五、护理重点

正确佩戴颈托，避免左右摆动头部。要求颈托大小合适：上缘抵下颌，下缘达胸骨，保证颈部不能伸屈活动。神经根型、交感型、椎动脉型颈椎病首选保守治疗。脊髓型颈椎病应尽早手术治疗，以免延误手术时机。术后注意病情观察。观察四周感觉及运动，如果有所减退应考虑与术后脊髓水肿有关。考虑使用脱水剂，观察病情，若症状逐渐加重要考虑术后硬膜外血肿压迫脊髓，通知医生及时处理，避免造成脊髓长时间受压引起不可逆损伤。神经损伤是前路手术的主要并发症。喉返神经损伤表现为声音嘶哑。喉上神经损伤表现为饮水呛咳。应密切观察呼吸频率，有无憋气，发绀，防止引流不畅而引起窒息。术后尽早功进行功能锻炼。鼓励患者多饮水，进食流质、半流质，疼痛减轻后进普食。注意病人起卧时，采取侧起侧卧，防止暴力牵拉双臂造成脊髓再次损伤。

第三节　腰椎间盘突出症（大球、小球、水上、田径、格斗类及射击运动）

一、概述

（一）定义

腰椎间盘突出症是由于腰椎间盘纤维环及髓核的退行性改变，导致纤维环强度和髓核弹性降低，在腰椎间盘受到外来应力如跌扑损伤，或内在应力升高时，如腹内压升高或弯腰搬重物时盘内压力升高时，已经退化的髓核从纤维环薄弱处突出或者脱出，直接压迫神经根、硬膜囊，或在局部产生炎症反应，刺激神经，造成以腰、臀、下肢放射性疼痛为主要表现，伴或不伴腰部畸形、下肢麻木、大小便失禁、下肢肌力减弱、生理反射减弱或消失的一系列综合征。

（二）流行病学

随着我国人均寿命的延长，人口加速老龄化，以及不良的生活习惯和工作习惯对人体造成的损害，如大量使用电脑、手机、长时间的伏案工作等，对腰椎造成慢性损伤，进而导致腰椎间盘突出症发病率显著上升，给患者本人的身心健康带来严重的伤害，同时也给患者家庭及社会带来巨大的负担。在瑞典，轻体力劳动者中有 53% 发生过腰痛，重体力劳动者中有 64% 发生过腰痛，所有腰痛的 35% 最终发展成腰椎间盘突出症。另据统计，在我国骨科门诊就诊的下腰痛患者中，腰椎间盘突出症占 10% ~ 15%，而在住院的下腰痛患者中，腰椎间盘突出症占 25% ~ 40%。在运动员中该病也有较高的发生率，多见于举重、跨栏、投掷及体操运动员。约 60% 的病人都有举抬重物或剧烈运动的外伤史。

（三）病理生理

椎间盘对于身体支撑负重、缓冲外力具有重要的作用，并且其应力对于生长终板起刺激促进作用。随着年龄的增长或其他的因素，椎间盘含水量逐渐降低，弹性逐渐下降，抗应力作用减弱，因而变得易碎。并且腰椎是躯干活动的中轴干，下腰部活动范围大，承受的压力也较大，腰椎间盘纤维环在反复的屈伸、挤压、扭转等作用力下逐渐退变，其强度逐渐减弱，进一步发展则产生裂隙，当腰部受到长期的慢性作用力或突然的外来暴力，则已经退变的髓核发生碎裂，从纤维环裂隙处突出，压迫神经根或硬膜囊而产生疼痛，另外，纤维环破裂本身也将产生疼痛。此外，研究还发现，突出的椎间盘组织中肿瘤坏死因子 α（TNF α）和白介素 -1 β（IL-1 β）免疫组织化学研究呈阳性表达。上述物质在局部引起的炎症反应，也是腰腿痛的重要病因。由于椎间盘的退变，可导致局部腰椎节段的失稳、生物力学改变，从而使其周围相应的组织进行代偿性改变，如肌肉痉挛、前后纵韧带增生钙化、关节突关节增生钙化、椎体前后缘骨赘形成等。上述变化均是应对腰椎生物力学改变的代偿性改变，其有利有弊，好处是对腰椎的稳定有一定的积极意义，但坏处是在局部产生慢性炎症，是产生疼痛的部分原因。失稳、疼痛、代偿等几个因素可形成一个疼痛恶性循环，使疼痛进行性加重。

（四）临床特征

主要表现为腰部或臀部、大腿后侧、小腿后外侧及足外侧放射性、电击样、烧灼样疼痛为主症。通常分为根性坐骨神经痛和干性坐骨神经痛两种，临床上以根性坐骨神经痛为多见。根性坐骨神经痛的病位在椎管内脊神经根处，主要表现为自腰部一侧臀部、大腿后侧、小腿后外侧直至足背外侧放射，腰骶部、脊柱部有固定而明显的压痛、叩痛，小腿外侧、足背感觉减退，膝腱、跟腱反射减退或消失，咳嗽或打喷嚏等导致腹压增加时疼痛加重。严重者可伴腰部畸形、下肢麻木、大小便失禁、下肢肌力减弱、生理反射减弱或消失等。

二、诊断检查

（1）具有长时间慢性腰痛病史，常伴有下肢放射性疼痛，根据突出物位置的不同放射至不同的神经支配节段，Lasegue 征阳性。

（2）下腰部棘突间或棘突旁有明显压痛，有时按压压痛点时可触发下肢放射性疼痛。

（3）小腿前外或后外侧受压神经支配区皮肤感觉异常，趾肌力减退，患侧跟腱反射减退或消失。

（4）影像学检查排除其他病变；明确椎间盘突出的节段、方向、性质，并明确症状和体征是否符合影像学表现。

三、中医辨证

中医学认为腰部闪挫、劳损、外伤等原因可损伤筋脉，导致气血瘀滞，不通则痛；久居湿地，或涉水、冒雨，衣着单薄、汗出当风，风寒湿邪入侵，痹阻腰腿部；或湿热邪气浸淫，或湿浊郁久化热，或机体内蕴湿热，流注足太阳、少阳经脉，均可导致腰腿痛。主要属足太阳、足少阳经脉及经筋病症。根据其临床表现、舌脉等可以分为风寒湿痹、瘀血痹痛、肾虚腰痛三个基本证型。

四、杵针治疗

常规处理以消除炎症、缓解肌肉痉挛、脱水消肿等为主要手段，以达到减轻疼痛的目的。

根据其临床表现、舌脉等可以分为风寒湿痹、瘀血痹痛、肾虚腰痛三个基本证型。

（一）风寒湿痹证

【主症】腰部冷痛重着，转侧不利，迁延缠绵。腰部有受寒史，天气变化或阴雨风冷时加重，腰部、腿部冷痛重着、酸麻，或拘挛不可俯仰，或疼痛连及下肢。喜暖喜按，活动后疼痛减轻，舌苔白腻，脉沉缓或迟沉。

【治法】温经散寒，祛湿止痛。

【处方】命门八阵；河车路：命门至长强段；委中、昆仑。

【手法】杵针用泻法，可加灸法。

【操作】用金刚杵的杵尖在命门八阵行开阖手法 5 ~ 7 分钟；用五星三台杵的杵尖在命门八阵及河车路命门至长强段行点叩手法 5 ~ 7 分钟；用七曜混元杵的杵尖在河车路命门至长强段行分理手法 5 ~ 7 分钟；用金刚杵的杵柄在命门八阵及河车路（命门至长强段）行运转手法 5 ~ 7 分钟。用奎星笔的杵尖在委中、昆仑行开阖手法 5 ~ 7 分钟。

【时间及疗程】治疗时间共 4 周，第 1 周每日 1 次，1 次 30 分钟，每周 5 次，每周连续治疗 5 天，休息 2 天；第 2 周间隔 1 天治疗 1 次，1 次 30 分钟，共治疗 3 次，休息 2 天；第 3 周间隔 2 天治疗 1 次，共治疗 2 次；第 4 周隔 3 天 1 次，共 1 次。每日治疗 30 分钟。

【方义】腰为肾之府，故用命门八阵、河车路命强段以温肾助阳、温经散寒。委中疏通足太阳经经气，为治疗腰背疼痛之要穴。昆仑为足太阳膀胱经之腧穴，有温经散寒、祛湿止痛的功效。

【加减】寒湿重者，可加阳陵泉、丰隆。

（二）瘀血痹痛证

【主症】腰痛如刺，痛有定处，痛处拒按，腰痛不能转侧，腰部触之僵硬或牵掣痛，舌质紫暗有瘀点，脉涩。

【治法】舒筋通络，活血化瘀。

【处方】命门八阵，腰俞八阵；河车路：至阳至长强段；委中、膈俞。

【手法】杵针用泻法，或平补平泻法。

【操作】用金刚杵的杵尖在命门八阵、腰俞八阵行开阖手法5～7分钟；用五星三台杵的杵尖在河车路至阳至长强段行点叩手法5～7分钟；用七曜混元杵的杵尖在河车路至阳至长强段行分理手法5～7分钟；用金刚杵的杵柄在命门八阵、腰俞八阵、河车路至阳至长强段行运转手法5～7分钟。用奎星笔的杵尖在委中、膈俞行开阖手法5～7分钟。

【时间及疗程】治疗时间共4周，第1周每日1次，1次30分钟，每周5次，每周连续治疗5天，休息2天；第2周间隔1天治疗1次，1次30分钟，共治疗3次，休息2天；第3周间隔2天治疗1次，共治疗2次；第4周隔3天1次，共1次。每日治疗30分钟。

【方义】命门八阵、腰俞八阵、河车路至阳至长强段以行气活血，化瘀通络，理气止痛。血会膈俞，可以活血散瘀。委中祛瘀止痛。诸穴配伍，气行瘀化，经络通利，腰痛自止。

【加减】阳气不足者加膻中、关元八阵，以温阳益气。

（三）肾虚腰痛证

【主症】起病缓慢，腰痛绵绵，以酸软为主，喜按喜揉，腰腿无力，劳则痛甚。若伴有面色㿠白，神疲肢冷，滑精，舌淡，脉沉细，为阳虚。若伴有心烦失眠，五心烦热，舌红少苔，脉细数，则为阴虚。

【治法】补益肾气。肾阳虚者，温肾助阳；肾阴虚者，滋阴补肾。

【处方】命门八阵、关元八阵；河车路：至阳至长强段；太溪、委中。

【手法】杵针用补法，肾阳虚者可加灸法。

【操作】用金刚杵的杵尖在命门八阵、关元八阵行开阖手法 5 ~ 7 分钟；用五星三台杵的杵尖在河车路至阳至长强段行点叩手法 5 ~ 7 分钟；用七曜混元杵的杵尖在河车路至阳至长强段行分理手法 5 ~ 7 分钟；用金刚杵的杵柄在命门八阵、关元八阵、河车路至阳至长强段行运转手法 5 ~ 7 分钟。用奎星笔的杵尖在太溪、委中行开阖手法 5 ~ 7 分钟。

【时间及疗程】治疗时间共 4 周，第 1 周每日 1 次，1 次 30 分钟，每周 5 次，每周连续治疗 5 天，休息 2 天；第 2 周间隔 1 天治疗 1 次，1 次 30 分钟，共治疗 3 次，休息 2 天；第 3 周间隔 2 天治疗 1 次，共治疗 2 次；第 4 周隔 3 天 1 次，共 1 次。每日治疗 30 分钟。

【方义】命门八阵、河车路至阳至长强段补益肾气；关元八阵温补肾气；太溪穴为肾经“原穴”，有滋阴清热之功，以治疗肾阴虚之腰痛，若该穴用灸法则可温肾助阳，以治肾阳虚之腰痛。委中疏通足太阳膀胱经经气，为治腰背痛之要穴。

【加减】气血虚弱者，加中脘八阵、中枢八阵以益气养血。

五、护理重点

平卧位休息，可下床活动时需佩戴腰围，注意起床姿势，宜先行翻身侧卧，再用手臂支撑用力后缓缓起床，忌腰部用力，避免体位的突然改变。遵医嘱腰部行中药贴敷、拔罐、熏蒸、蜡疗等治疗，防止皮肤烫伤及损伤，观察治疗后的效果，及时向医生反馈。遵医嘱使用耳穴埋豆，减轻疼痛。常用穴位：神门、交感、皮质下、肝、肾等。评估肢体麻木部位、程度以及伴随的症状，并做好记录。协助患者按摩拍打麻木肢体，麻木肢体做好保暖，指导患者进行双下肢关节屈伸运动，促进血液循环。遵医嘱予穴位注射，常用穴位：足三里、环跳、承山等。评估患者双下肢肌力及步态，对肌力下降及步态不稳者，做好安全防护措施，防止跌倒及其他意外发生。保持病室环境安全，物品放置有序，协助患者生活料理。遵医嘱予激光、威伐光等物理治疗。

第四节　下背部筋膜炎（自行车、马术、赛艇运动）

一、概述

（一）定义

下背部筋膜炎，又指上腰背部扭挫，即腰部筋膜、肌肉、韧带、椎间小关节、腰骶关节等结构的急性损伤，俗称闪腰、岔气。多因突然遭受间接暴力所致，引起腰部筋肉瘀血凝滞，气机不通，或骨节错缝。好发于青壮年和体力劳动者。若处理不当，或治疗不及时，可使症状长期延续，转变成慢性。上腰部扭挫伤是常见的筋伤疾病，

骶棘肌起自骶骨背面和髂嵴的背部，沿途止于椎骨和肋骨，具有使脊柱后伸和侧屈的作用。包裹在骶棘肌和腰方肌周围的腰背筋膜在腰背部明显增厚，特别发达，是腹内斜肌和腹横肌的起点，分为浅、中、深三层，浅层附于棘肌上韧带和肋角等处，是背阔肌的起始腱膜，在剧烈运动中撕伤，是形成下背部筋膜炎的原因之一。

（二）病因病机

下背部筋膜炎常见于搬运重物用力过猛、体位不正或配合不当、失足滑倒、突然扭腰时诱发骶棘肌或腰背肌筋膜起止点处过度牵拉、扭转、撕裂。

因寒冷、潮湿、慢性劳损而使腰背部肌筋膜及肌组织发生水肿、

渗出及纤维性变，而出现的一系列临床症状。筋膜损伤，血脉破损，必然会造成腰部瘀血凝滞，气机不通，则产生瘀血肿胀、疼痛、活动受限等临床症状。

（三）临床特征

主要表现为腰背部弥漫性钝痛，尤以两侧腰肌及髂嵴上方更为明显。局部疼痛、发凉、皮肤麻木、肌肉痉挛和运动障碍。疼痛特点是：晨起痛，日间轻，傍晚复重，长时间不活动或活动过度均可诱发疼痛，病程长，且因劳累及气候变化而发作。查体时患部有明显的局限性压痛点，触摸此点可引起疼痛和放射。有时可触到肌筋膜内有结节状物，此结节称为筋膜脂肪疝。

二、诊断检查

有明显外伤史，多为男性青壮年体力劳动者，有明确损伤部位，下背部有压痛和腰肌痉挛。患者腰部各方面活动均受限，X 线片无异常表现，或可发现伴有腰椎平直、后突变形，或见其他骨质病变。

（1）主要表现为腰背部弥漫性钝痛，尤以两侧腰肌及髂嵴上方更为明显。腰部疼痛、发凉、皮肤麻木、肌肉痉挛和运动障碍。

（2）晨起痛，日间轻，傍晚复重，长时间不活动或过度活动均可诱发疼痛，病程长，且因劳累及气候性变化而发作。

（3）查体时患部有明显的局限性压痛点，触摸此点可引起疼痛和放射。

（4）用普鲁卡因痛点注射后疼痛消失。

（5）X 线检查无异常。实验室检查抗“O”或血沉正常或稍高。

（6）磁共振检查，腰背部皮下可见条片状长 T1 长 T2 信号，边界较清，为渗出的液体信号。

三、中医辨证

中医学认为下背部筋膜炎多因寒冷、潮湿、慢性劳损、暴力损伤致腰部筋肉瘀血凝滞、气机不通而致，故可辨证如下：

（1）气滞络阻证：腰痛时轻时重，痛无定处，重者腰部运动受限，行走困难，咳嗽震痛，舌苔薄，脉弦数。

（2）血瘀气阻证：腰痛局限一侧，局部瘀肿，压痛明显，腰部活动受限，行走困难。或有腹胀，大便秘结，舌质略有瘀点，脉弦紧。

四、杵针治疗

（一）气滞络阻证

【主症】多因肝气郁结，急性发作，随呼吸起伏加剧，翻身困难。

【治法】理气通络，消炎止痛。

【处方】胸腰部河车路：命门至长强段；命门八阵；河车路命阳段。

【手法】开降、分理、运转。

【操作】（1）用七曜混元杵平行的七个钝爪的一头，于督脉和膀胱经先上下推退、后左右分理手法 2 分钟，以皮肤微红为度；此步骤注意事项：手腕放松，采用握笔式握住杵针远端，针头与皮肤保持 45° ～ 60° 角实行斜杵操作法。

（2）继续用七曜混元杵平行的七个钝爪的一头于施术部位反复点叩手法，形如雀啄食，先从膀胱经再到督脉，方向均从胸腰段到腰骶部，操作开始 3 ～ 5 分钟点叩频率快（约 180 次 / 分），压力小，操作 6 ～ 10 分钟或者局部皮肤出现微微潮红温软时，即可使点叩频率放慢（约 80 次 / 分），加大压力，使红痧进一步透出；此步骤注意事项：

操作时手法轻快灵活，循序渐进，以防损伤皮肤。

（3）用五星三台杵梅花形五脚的一头操作，此步骤注意事项同（2）。

（4）用金刚杵圆弧形的一头于施术部位作从内向外，再从外向内（太极运转）的运转手法 2 ~ 3 分钟，运转手法速度需放慢，再用金刚杵的圆弧形的一头做滚揉行杵法，此步骤注意事项：采用直握针身，斜杵行针，力度较前三个步骤可稍重，约 30 ~ 35 次 / 分。

（5）最后作七曜混元杵一上一下的上推下退的迎随补泻 2 ~ 3 分钟即可。

【时间及疗程】一般施术 30 分钟，3 ~ 5 次 / 周，2 周为 1 个疗程。

【方义】胸腰部河车路行开降、分理手法，疏通经络气血，舒筋活络，施以金刚杆随迎补泻手法轻柔缓和、温通经络，使局部血运改善、理气通络、行气止痛。

【加减】患者来诊立即取后溪、水沟两穴强刺激。肾俞、命门、腰阳关、次髎、委中、承山、阿是穴，翻身困难加绝谷。

（二）血瘀气阻证

【主症】起病缓慢、病程长，有明显疼痛、重按可缓解。

【治法】补益肾气，活血化瘀。

【处方】阿是穴八阵、肾俞八阵、腰阳关八阵。

【手法】升降、分理、点扣、开合。

【操作】同（一）。

【时间及疗程】30 分钟 / 次，3 ~ 5 次 / 周，2 ~ 3 周 / 疗程。

【方义】阿是穴八阵、肾俞八阵、腰阳关八阵以行气活血、化瘀通络、强肾固腰、补中益气。

【加减】施以气海俞、关元俞、委中点穴镇痛，长期坚持腰背肌锻炼。

五、护理重点

以非手术治疗为主。下背部筋膜炎因疼痛剧烈、活动受限、休息不良，易产生各自情绪反应，应做好心理疏导，心理护理为主。可进行推拿按摩、针灸、中药塌渍、蜡疗、物理治疗局部封闭和药物治疗。

伤后宜卧硬板床休息，以减轻疼痛，缓解腰肌痉挛，防止继续损伤。疼痛缓解后加强腰背肌锻炼，如腰背部背伸锻炼（桥式），加强腰部的各种自主功能锻炼、抗阻训练等。

第五节　骶棘肌过度使用损伤（赛艇、游泳运动）

一、概述

（一）骶棘肌定义及功能解剖

骶棘肌，又名竖脊肌，位于脊柱两侧，它以总腱起自骶骨背面、腰椎棘突、髂嵴后部和胸腰筋膜，向上分为外三部：侧为髂肋肌，止于肋角；中间为最长肌，止于横突及其附近肋骨；内侧为棘肌，止于棘突。各肌还有一系列副起点发出的小肌束参与：髂肋肌的副加小肌束起于髂嵴、肋角和颈椎横突；最长肌的小肌束起于骶骨、肋角和全部横突；棘肌的小肌束起于胸椎和颈椎的棘突。作用：下固定时两侧收缩可使头和脊柱伸，是维持人体直立姿势的重要结构，故又名竖躯干肌；单侧收缩可使脊柱向同侧屈；上固定时可牵引骨盆前倾和增大腰椎的前凸。骶脊肌为作为脊柱后方的长肌，在背部起到了一个承上启下的沟通和加固作用，并受到全部脊神经后支支配。

（二）流行病学

目前暂无我国相关资料。

（三）病理生理

骶棘肌最常见的损伤部位是骶棘肌下段腱损伤，是由突然的暴力或积累性劳损所引起。骶棘肌下段，处在人体腰骶部位，是脊柱的活动与固定的交界部位；也是做屈伸、侧弯活动最频繁的部位。因此，也是做这些运动时应力最集中的部位。当骶棘肌过度收缩时，常使骶棘肌等肌肉的起始部发生撕裂，产生出血、肿胀、肌肉痉挛。当急性损伤时，腰骶部肌没有预防反应，以致超过正常活动范围，此时，韧带可发生扭伤，纤维束撕裂、出血、机化、形成瘢痕。软组织损伤后，充血、水肿等处理不当或未及时处理，在组织修复中可发生粘连，牵扯周围的肌肉、筋膜、韧带等组织。如反复遭受损伤则可使粘连面增大，肌肉反射性痉挛，进而造成肌肉血循环障碍，形成不正常的体位，韧带总处于紧张状态当中。因肌痉挛、广泛组织粘连、瘢痕挛缩等病变可压迫穿过此处的脊神经后支，因而产生经久不愈的疼痛症状。总之，人体遭受急慢性损伤后，将引起局部血运和代谢障碍。在修复过程中，未能全部恢复正常状态，形成骶棘肌肌腱与周围组织器官的粘连，因而骶棘肌肌腱与周围组织的正常动态关系受到破坏。于是腰部的转侧俯仰活动受限，有时勉强活动又导致进一步损伤，故临床上多见反复发作，渐趋严重。

在摔跤、赛艇、游泳等运动中常常过度使用骶脊肌，从而造成损伤。比如摔跤运动中如跪撑滚桥、抱提过胸、跪撑反抱大腿对抗等技术动作，主要靠腰部骶棘肌收缩发力，当骶棘肌力量不足或动作不协调，骶棘肌遭受突然的暴力或积累性劳损则会造成损伤。

（四）临床特征

多见于腰骶部有劳损史或积累性损伤史，如摔跤运动、赛艇、公开水域游泳、蹼泳等运动员。临床表现：①腰骶部疼痛，弯腰困难，不能久坐久立、不能持续做脊柱微屈的动作。②骶棘肌的骶骨和髂骨附着点处有压痛；腰椎横突尖部或棘突下缘有压痛。③患者主动弯腰会使上述一些痛点疼痛明显加剧。

二、诊断检查

（1）特殊检查：拾物试验阳性。将一物品放在地上，令患者拾起。脊椎正常者可两膝伸直，腰部自然弯曲，俯身将物品拾起；如患者先以一手扶膝、蹲下、腰部挺直地用手接近物品，屈膝屈髋而不弯腰的将物拾起，此即为拾物试验阳性。

（2）X线检查：腰椎正位片可见脊柱侧凸，椎间隙不等宽，椎体旋转移位等改变，具有一定的诊断价值。同时要鉴别腰骶椎骨质及椎间盘的病变。

三、中医辨证

常规处理以消除炎症、缓解肌肉痉挛、脱水消肿等为主要手段，以达到减轻疼痛的目的。

重在及早发现、提前预防。主要措施是加强肌肉力量，运动前充分热身，避免暴力等。急性损伤要严格制动，加固腰背部支具，减少关节活动度；慢性损伤在制定合适训练方案的同时，加强物理治疗，如杵针、推拿、针灸等，同时配合服用维生素 B_1、维生素 B_{12} 等神经营养药。

本病根据其临床表现可根据其临床表现、舌脉等可以分为风寒湿痹痛证、瘀血痹痛证、肾虚腰痛证三个基本证型。

四、杵针治疗

（一）风寒湿痹证

【主症】腰部冷痛重着，转侧不利，迁延缠绵。腰部有受寒史，天气变化或阴雨风冷时加重，腰部、腿部冷痛重着、酸麻，或拘挛不可俯仰，或疼痛连及下肢。喜暖喜按，活动后疼痛减轻，舌苔白腻，脉沉缓或迟沉。

【治法】温经散寒，祛湿止痛。

【处方】命门八阵；河车路：命门至长强段；委中、阳陵泉、昆仑。

【操作】用七曜混元杵的杵尖在河车路命门至长强段行升降手法 5 ~ 7 分钟；用金刚杵的杵尖在命门八阵行开阖手法 5 ~ 7 分钟；用五星三台杵的杵尖在命门八阵及河车路命门至长强段行点叩手法 5 ~ 7 分钟；用金刚杵的杵柄在命门八阵及河车路命门至长强段行运转手法 5 ~ 7 分钟。用奎星笔的杵尖在委中、昆仑行开阖手法 5 ~ 7 分钟。杵针用泻法，可加灸法。

【时间及疗程】治疗时间共 4 周，第 1 周每日 1 次，1 次 30 分钟，每周 5 次，每周连续治疗 5 天，休息 2 天；第 2 周间隔 1 天治疗 1 次，1 次 30 分钟，共治疗 3 次，休息 2 天；第 3 周间隔 2 天治疗 1 次，共治疗 2 次；第 4 周隔 3 天 1 次，共 1 次。每日治疗 30 分钟。

【方义】腰为肾之府，故用命门八阵、河车路命强段以温肾助阳、温经散寒。委中疏通足太阳经经气，为治疗腰背疼痛之要穴。昆仑为足太阳膀胱经之腧穴，有温经散寒、祛湿止痛的功效。

（二）瘀血痹痛证

【主症】腰痛如刺，痛有定处，痛处拒按，腰痛不能转侧，腰部触之僵硬或牵掣痛，舌质紫暗有瘀点，脉涩。

【治法】舒筋通络，活血化瘀。

【处方】命门八阵，腰俞八阵；河车路：至阳至长强段；委中、膈俞。阳气不足者加膻中、关元八阵，以温阳益气。

【操作】用金刚杵的杵尖在命门八阵、腰俞八阵行开阖手法 5 ~ 7 分钟；用五星三台杵的杵尖在河车路至阳至长强段行点叩手法 5 ~ 7 分钟；用七曜混元杵的杵尖在河车路至阳至长强段行分理手法 5 ~ 7 分钟；用金刚杵的杵柄在命门八阵、腰俞八阵、河车路至阳至长强段行运转手法 5 ~ 7 分钟。用奎星笔的杵尖在委中、膈俞行开阖手法 5 ~ 7 分钟。杵针用泻法或平补平泻法，也可加用阿是穴刺络放血法。

【时间及疗程】治疗时间共 4 周，第 1 周每日 1 次，1 次 30 分钟，每周 5 次，每周连续治疗 5 天，休息 2 天；第 2 周间隔 1 天治疗 1 次，1 次 30 分钟，共治疗 3 次，休息 2 天；第 3 周间隔 2 天治疗 1 次，共治疗 2 次；第 4 周隔 3 天 1 次，共 1 次。每日治疗 30 分钟。

【方义】命门八阵、腰俞八阵、河车路至阳至长强段以行气活血，化瘀通络，理气止痛。血会膈俞，可以活血散瘀。委中祛瘀止痛。诸穴配伍，行气化瘀，经络通利，腰痛自止。

（三）肾虚腰痛证

【主症】起病缓慢，腰痛绵绵，以酸软为主，喜按喜揉，腰腿无力，劳则痛甚。若伴有面色㿠白，神疲肢冷，滑精，舌淡，脉沉细，为阳虚。若伴有心烦失眠，五心烦热，舌红少苔，脉细数，则为阴虚。

【治法】补益肾气。肾阳虚者，温肾助阳；肾阴虚者，滋阴补肾。

【处方】命门八阵、关元八阵；河车路：至阳至长强段；太溪、委中。气血虚弱者，加中脘八阵、中枢八阵以益气养血。

【操作】用金刚杵的杵尖在命门八阵、关元八阵行开阖手法 5 ~ 7 分钟；用五星三台杵的杵尖在河车路至阳至长强段行点叩手法 5 ~ 7 分钟；用七曜混元杵的杵尖在河车路至阳至长强段行分理手法 5 ~ 7 分钟；用金刚杵的杵柄在命门八阵、关元八阵、河车路至阳至长强段行运转手法 5 ~ 7 分钟。用奎星笔的杵尖在太溪、委中行开阖手法 5 ~ 7 分钟。杵针用补法，肾阳虚者可加灸法。

【时间及疗程】治疗时间共 4 周，第 1 周每日 1 次，1 次 30 分钟，每周 5 次，每周连续治疗 5 天，休息 2 天；第 2 周间隔 1 天治疗 1 次，

1 次 30 分钟，共治疗 3 次，休息 2 天；第 3 周间隔 2 天治疗 1 次，共治疗 2 次；第 4 周隔 3 天 1 次，共 1 次。每日治疗 30 分钟。

【方义】命门八阵、河车路至阳至长强段补益肾气；关元八阵温补肾气；太溪穴为肾经“原穴”，有滋阴清热之功，以治疗肾阴虚之腰痛，若该穴用灸法则可温肾助阳，以治肾阳虚之腰痛。委中疏通足太阳膀胱经经气，为治腰背痛之要穴。

五、护理重点

有单侧或双侧腰椎旁肌肉痉挛现象，可在身体处于某一固定体位时出现类似于急性腰扭伤样的剧烈疼痛，可局部封闭和药物治疗。严格平卧位休息。卧硬板床。减少走动和直立坐姿。腰围保护局部肌肉。遵医嘱按摩、拔罐、艾灸、中药熏药、蜡疗。减轻患者痛苦和紧张情绪，给予心理护理，提高治疗信心。

第四章　上肢常见运动创伤及其杵针治疗

第一节　肩关节撞击综合征（棒球、垒球、排球运动）

肩关节撞击综合征也叫肩峰下撞击综合征。DeSeze 和 Robinson 等（1947）对肩峰下的特殊构造以及大结节的运动轨迹进行了研究，提出了第二肩关节的命名，欧美文献中又称其为肩峰下关节。肩撞击综合征的概念首先由 Neer 于 1972 年提出，他依据撞击综合征发生的解剖部位，将其分成冈上肌腱出口狭窄引起的出口撞击综合征和非出口部位撞击综合征。解剖部位的分类方法对撞击综合征的定位诊断有一定帮助，但对撞击综合征的原因表达不够明确。

一、概述

（一）定义

肩关节撞击综合征也叫肩峰下撞击综合征，是指当肩关节前屈、外展时肩峰下滑囊、肩袖等组织受到肩峰和肱骨大结节等结构的挤压导致肩峰下滑囊炎症、肩袖肌腱组织退变，甚至肩袖撕裂，引起肩部疼痛和功能障碍的一类肩关节疾病。肩峰下关节由于解剖结构原因或动力学原因在肩的上举、外展运动中，因肩峰下组织发生撞击而产生的临床症状。解剖结构原因指冈上肌出口部因骨或软组织结构异常，造成出口部狭窄而发生的撞击综合征；动力学原因主要指肩关节稳定性结构破坏或动力装置失衡而导致的肩峰下撞击综合征。肩关节撞击综合征常见于棒球、垒球及排球等运动。

（二）流行病学

肩关节撞击综合征是是肩关节常见疾病之一，约占门诊以肩关节疼痛为主诉病人的44%～65%。

（三）病理生理

肩峰下结构具有近似典型滑膜关节的结构。①喙突、喙肩韧带与肩峰构成穹隆状突部分类似关节的臼窝部分起关节臼的作用。②肱骨大结节形成杵臼关节的髁状突部分在肩关节的前举、后伸以及内收、外展运动中，位于喙肩穹下的大结节做矢状面或冠状面的弧形轨迹运动。③肩峰下滑囊位于肩峰和喙肩韧带下方，滑囊下壁紧贴冈上肌腱表面，可缓冲大结节对肩峰的压力，减少冈上肌腱在肩峰下的摩擦起着类似关节滑囊的作用。④冈上肌腱在肩峰与大结节之间通过，肱二头肌长头位于冈上肌深面，越过肱骨头上方止于肩盂顶部或肩盂上粗隆，肩关节运动时，这两个肌腱在喙肩穹下移动。

最常见的是由位于肩峰、喙肩韧带和肱骨头间的软组织与肩峰、喙肩韧带碰击，造成这些软组织发生无菌性炎症并引起疼痛，有时甚至发生嵌顿。构成本综合征的疾病包括肩峰下滑囊炎、冈上肌腱炎、冈上肌钙化性肌腱炎、肱二头肌长头腱鞘炎、肩袖退变撕裂等多种病理变化。肩峰下撞击综合征是常见疾病，以往的肩周炎中有很大部分是肩关节撞击综合征。肩峰下关节又称第二肩关节，是肩关节中的主要活动关节，肩峰，喙肩韧和喙突的一部分构成喙肩穹隆，其下方为肱骨头，在二者之间为肩峰下间隙，间隙内有肩袖和肱二头肌长头腱通过。肩峰前外侧端形态异常，肱骨大结节的骨赘形成，肩锁关节增生肥大，以及其他可能导致肩峰－肱骨头间距减小的原因均可造成肩峰下结构的挤压与撞击，这种撞击大多发生在肩峰前 1/3 部位和肩锁关节下面。反复的撞击促使滑囊肌腱发生损伤、退变乃至发生肌腱断裂。

导致肩关节撞击综合征的原因可以是肩峰的形态问题，也可以是肩峰下骨赘增生引起肩峰下间隙狭窄。也有人认为由于过多的肩关节外展活动或长期累积性损伤，间隙内组织发生磨损，反复磨损加剧组织炎症性反应，间隙内压力增高，加重撞击，最终导致肩关节撞击综合征。总之，无论肩峰下间隙狭窄，或肩峰下间隙内内容物增大，只要肩峰下间隙内没有足够的空间，就会发生撞击，从而产生撞击综合征。

（四）临床特征

1. 临床分期

第 1 期：又称水肿出血期。可发生于任何年龄从事手臂上举过头的劳作，如板壁的油漆及装饰工作以及从事体操、游泳、网球及棒球、投掷等运动项目而造成肩关节过度使用和发生累积性损伤是常见原因之一。此外本期还包括 1 次性单纯的肩部损伤史，如躯体接触性剧烈运动或严重摔伤之后造成的冈上肌腱、肱二头肌长头腱和肩峰下滑囊的水肿与出血。此期虽因疼痛而致肌力减弱，但并无肩袖撕裂的一些典型症状，物理学检查不易发现疼痛弧征、砾轧音及慢性撞击试验阳性等体征。肩峰下注射利多卡因可使疼痛完全缓解，X 线检查一般无异常发现，关节造影也不能发现肩袖破裂存在。

第 2 期：即慢性肌腱炎及滑囊纤维变性期。多见于中年患者肩峰下反复撞击使滑囊纤维化囊壁增厚，肌腱反复损伤呈慢性肌腱炎，通常是纤维化与水肿并存。增厚的滑囊与肌腱占据了肩峰下间隙，冈上肌出口相对狭窄增加了撞击发生的机会和频率，疼痛症状发作可持续数天之久。在疼痛缓解期仍会感到肩部疲劳和不适，物理学检查比较容易发现疼痛弧征和阳性撞击试验，若有肱二头肌长头腱炎存在，Yergason 征呈现阳性，肱二头肌长头腱后伸牵拉试验也可出现疼痛。肩峰下利多卡因注射可使疼痛得到暂时缓解。

第3期：即肌腱断裂期。主要病理变化是冈上肌腱、肱二头肌长头腱在反复损伤、退变的基础上发生肌腱的部分性或完全性断裂。肩袖出口部撞击综合征并发肩袖断裂的好发年龄在50岁以后，合并部分性肌腱断裂者的平均年龄为52岁，合并完全性断裂者的平均年龄为59岁。肌腱退变程度和修复能力与年龄因素有关，应当指出并非所有的撞击综合征都会导致肩袖破裂，也不是所有的肩袖损伤皆因撞击综合征引起。撞击综合征造成的肩袖破裂有外伤史者仅占1/2左右，其中仅少数患者有较明显或较重的外伤史，大部分病例的致伤力量实际上均小于造成肩袖完全断裂所需要的外力，说明肌腱本身退变因素的重要性。

2. 主要临床症状

（1）肩前方慢性钝痛在上举或外展活动时症状加重。

（2）疼痛弧征：患臂上举60° ~ 120° 范围出现疼痛或症状加重，疼痛弧征仅在部分患者中存在，而且有时与撞击综合征并无直接关系。

（3）砾轧音：检查者用手握持患臂肩峰前后缘使上臂做内外旋运动及前屈、后伸运动时可扪及砾轧声，用听诊器听诊更易闻及。明显的砾轧音多见于撞击综合征2期，尤其是伴有完全性肩袖断裂者。

（4）肌力减弱：肌力明显减弱与广泛性肩袖撕裂的晚期撞击综合征密切相关。肩袖撕裂早期，肩的外展和外旋力量减弱有时系因疼痛所致。

（5）撞击试验：检查者用手向下压迫患者患侧肩胛骨并使患臂上举，如因肱骨大结节与肩峰撞击而出现疼痛即为撞击试验阳性。Neer认为本试验对鉴别撞击综合征有很大临床意义。

（6）撞击注射试验：以1%利多卡因10 ml沿肩峰下面注入肩峰下滑囊，若注射前、后均无肩关节运动障碍，注射后肩痛症状得到暂时性完全消失，则撞击综合征可以确立。如注射后疼痛仅有部分缓解且仍存在关节功能障碍，则“冻结肩”的可能性较大。本方法对非撞击综合征引起的肩痛症可以做出鉴别。

二、诊断检查

肩关节疼痛病史、体检时撞击试验阳性、X 线片显示肩峰形态异常、利多卡因试验阳性是诊断肩峰下撞击综合征的简单有效的诊断指标。

（1）肩关节疼痛病史：表现为肩前方慢性钝痛，以上举 60° ~ 120° 或外展时甚，是撞击综合征的主要表现，是肩袖炎症的必然结果。

（2）撞击试验：是模拟肩峰下撞击的动作，阳性代表肩峰下组织与肩峰及喙肩韧带有撞击，并造成疼痛，故有重要的诊断意义。具体方法为用手向下压迫患侧肩胛骨，并使患肩上举，使肱骨大结节与肩峰撞击而出现疼痛。

（3）X 线片显示肩峰形态异常：有人认为肩峰形态和肩峰下骨赘形成是诊断撞击综合征的重要依据，亦有认为肩峰下骨赘不完全与撞击有关。X 线片表现：肩胛侧位可见钩状肩峰，肩峰下骨刺，肩锁关节炎，大结节囊性变肱骨头上移；MRI 表现：肩袖损伤表现，喙肩韧带增厚，肩峰形态改变（钩状肩峰）。

三、中医辨证

多由棒球、垒球及排球等项目或其他直接或间接暴力作用于肩关节。肩关节前屈、外展时肩峰下滑囊、肩袖等组织受到肩峰和肱骨大结节等结构的挤压导致肩峰下滑囊炎症、肩袖肌腱组织退变，甚至肩袖撕裂，引起肩部疼痛和功能障碍。肩关节的皮肉筋脉受损，以致经络不通，经气运行受阻，气血壅滞局部。多为实证，辨证为气滞血瘀证。

四、杵针治疗

【主症】初病时单侧或双侧肩部刺痛，痛不可触，日轻夜重，屈伸不利，肩关节呈不同程度僵直，手臂上举、外旋、后伸等动作均受限制，病情迁延日久，肩关节常可因气滞血瘀，筋脉痹阻，导致患肢发生肌肉萎缩现象。

【治法】活血通络，理气止痛。

【处方】大椎八阵。河车路：脑户至大椎段。肩髃、肩贞、肩髎、小海、合谷。

【手法】杵针用平补平泻法。

【操作】治疗方面，先取大椎八阵用泻法依次施用七曜混元杵、五星三台杵、金刚杵行点叩手法 4 ～ 7 分钟、运转手法 6 分钟、开阖手法一个循环；肩髃、肩贞、肩髎、小海和合谷施用七曜混元杵、五星三台杵、金刚杵以平补平泻法点叩 3 分钟。

【时间及疗程】治疗时间共 8 周，第 1 ～ 2 周每日 1 次，1 次 30 分钟，每周 5 次，每周连续治疗 5 天，休息 2 天；第 3 ～ 4 周间隔 1 天治疗 1 次，1 次 30 分钟，共治疗 3 次，休息 2 天；第 5 ～ 6 周间隔 2 天治疗 1 次，共治疗 2 次；第 7 ～ 8 周隔 3 天 1 次，共 1 次。每日治疗 30 分钟。

【方义】大椎八阵、河车路脑户至大椎段以疏经活络，理气止痛。肩髃、肩贞、肩髎为局部取穴，有疏通经脉气血、活血通络的作用。辅以远部取小海、合谷，以活血理气，可以除痹止痛。

【加减】肩内廉痛，加尺泽、太渊；肩外廉痛，加后溪、小海；肩前廉痛，加合谷、列缺、阿是穴、大椎、风池、手三里、天宗等。

五、护理重点

减轻患者疼痛，早期局部制动，局部冰敷，观察肩关节活动情况。

第二节 肩袖损伤（游泳、射箭、棒球运动）

一、概述

（一）定义

肩袖损伤（rotator cuff injury），系指肩袖肌腱和肩峰下滑囊的创伤性炎症，在游泳、射箭、棒球等运动中较为多见。

（二）流行病学

据统计，在肩部病变中，肩袖病变占大约 60%，Lehman 的尸体研究发现：小于 60 岁，肩袖全层撕裂发生率小于 6%；大于 60 岁，肩袖全层撕裂发生率大于 30%，部分撕裂的发生率是全层撕裂的 2 倍。

（三）病理生理

肩关节外侧肌肉可分为两层，外层为肥厚坚强的三角肌，内层是肩袖，两层肌肉之间有肩峰下滑囊。肩袖由冈上肌（外展肩关节）、肩胛下肌（内旋肩关节）、冈下肌和小圆肌（外旋肩关节）四块肌肉组成。其腱扁宽，部分腱纤维与肩关节囊交织，远端分别止于肱骨大、小结节，形似袖口样包裹，故名肩袖。肩袖的功能为：在肩关节运动或静止状态时使肱骨头与肩盂保持稳定，使盂肱关节成为运动的轴心和支点，维持上臂各种姿势和完成各种运动功能。

肩袖损伤主要是由于肩关节的长期反复旋转或超常范围的活动，引起肩袖肌腱和肩峰下滑囊受到肱骨头与肩峰或喙肩韧带的不断挤压、摩擦和牵扯所致。当肩关节外展尤其是略带内旋情况下外展时，肩袖肌腱特别是冈上肌肌腱不断与肩峰发生摩擦及挤压。当外展至 60° ~ 120° 时，这种摩擦及挤压最为严重。而外展超过 120° 以后，因肩胛骨随之发生上回旋，使冈上肌肌腱与肩峰间的距离增大，此种摩擦和挤压现象随之便缓解或消失。肌腱的长期磨损可致变性，在肌腱发生变性的基础上再遭到外力作用，可发生肌腱撕裂。在体育运动中，单杠吊环和高低杠的“转肩”，投掷标枪、手榴弹和垒球时的出手动作，排球扣杀和发大力球动作，乒乓球的扣杀和提控动作，蝶泳和自由泳的动作，举重抓举时肩的突然背伸动作等，都容易引起肩袖损伤。

（四）临床特征

1. 病史

多数患者有 1 次或多次外伤史。部分病例症状渐起，无明显损伤史。

2. 症状

急性肩袖损伤后，疼痛多在肩前外侧，可向斜方肌、上臂及前臂放射。肩关节活动受限，上举时症状加重，患者喜欢按特定的方式上举患臂以减轻疼痛。不少病人疼痛夜间加剧，肩关节连续伸屈运动时可有关节内摩擦音。病程 3 个月以上者可有冈上肌、三角肌萎缩。

3. 体征

（1）肩峰下间隙、大结节近侧压痛。

（2）疼痛弧征（+）：主动或被动地使上臂外展至 60° ~ 120° 或内外旋转时疼痛，但继续外展超过 120° 后或用力牵拉上臂后再开始外展时，疼痛常可缓解或消失。当上臂从 180° 上举位放下时，同样也在 60° ~ 120° 出现疼痛，小于 60° 后疼痛又缓解或消失，即出现所谓“疼痛弧”，这是肩袖损伤尤其是冈上肌损伤的重要征象。

（3）坠臂试验（+）：被动抬高患臂至 90° ~ 120°，去支持后患臂坠落时出现肩部疼痛。

（4）撞击试验（Neer 征）（+）：前臂内旋、拇指向下时前举患肩出现疼痛。

（5）撞击注射试验（+）：肩峰下注射 10 ml 利多卡因后再行撞击试验，症状缓解。这是鉴别肩袖损伤与其他肩关节疼痛的重要征象。

二、诊断检查

应根据发病机制、临床表现的变化，并结合辅诊手段做动态分析。

（1）病史询问：受伤时间、致伤原因、致伤时情况等

（2）体格检查：重点检查 Neer 征、疼痛弧征、坠臂试验等。

（3）局部检查：肩袖损伤情况，有无瘀血，有无骨折等。生命体征 重点观察呼吸、脉搏和血压变化。

（4）影像学检查：肩关节 X 线检查能帮助了解肩关节骨组织的病变情况，以排除由于骨组织病变如肩锁关节骨疣、肩峰前方骨赘、肩峰形态异常等所产生的撞击症状。

肩关节造影时注入造影剂后拍肩关节正侧位片，若见造影剂由损伤处溢入肩峰下滑囊，有重要的诊断价值。

本病主要的影像学检查是肩关节 MRI，它已成为肩关节软组织如肩袖、韧带、肌腱等病变的重要诊断手段。对于肩袖损伤患者，MRI 高信号，连续性中断，并提示损伤的程度、大小和残余肩袖组织的情况，诊断准确度可达 84 % ~ 100 %。

三、中医辨证

（1）寒湿痹阻证：初病时单侧或双侧肩部酸痛，并可向颈部和整个上肢放射，日轻夜重，患肢畏风寒，手指麻胀，肩关节呈不同程度僵直，手臂上举、外旋、后伸等动作均受限制，病情迁延日久，肩关节常

可因寒湿凝滞，筋脉痹阻，导致患肢发生肌肉萎缩现象。

（2）湿热痹阻证：初病时单侧或双侧肩部热痛，痛不可触，屈伸不利，局部灼热红肿，肩关节呈不同程度僵直，手臂上举、外旋、后伸等动作均受限制，病情迁延日久，肩关节常可因湿热痹阻，筋脉痹阻，导致患肢发生肌肉萎缩现象。

（3）气滞血瘀证：初病时单侧或双侧肩部刺痛，痛不可触，日轻夜重，屈伸不利，肩关节呈不同程度僵直，手臂上举、外旋、后伸等动作均受限制，病情迁延日久，肩关节常可因气滞血瘀，筋脉痹阻，导致患肢发生肌肉萎缩现象。

四、杵针治疗

本病在治疗时，应排除肩关节结核、肿瘤等肩部疾患。肩关节疼痛经治疗，疼痛缓解，肿胀消失后，应坚持关节功能的锻炼，由医生指导锻炼方法。

本病属于风寒湿痹的范围。风胜者多伤于筋，肩痛可牵涉项背手指；寒胜者多伤于骨，肩痛较剧，得热则舒；湿胜者多伤于肉，肩痛固定不移，局部肿胀拒按。

（一）寒湿痹阻证

【主症】初病时单侧或双侧肩部酸痛，并可向颈部和整个上肢放射，日轻夜重，患肢畏风寒，手指麻胀，肩关节呈不同程度僵直，手臂上举、外旋、后伸等动作均受限制，病情迁延日久，肩关节常可因寒湿凝滞，筋脉痹阻，导致患肢发生肌肉萎缩现象。

【治法】祛风散寒，除湿通络，理气止痛。

【处方】大椎八阵。河车路：脑户至大椎段。肩髃、肩贞、肩髎、曲池、外关。

【手法】杵针用平补平泻法，寒湿者可加灸法。

【操作】治疗方面，先取大椎八阵用平补平泻法依次施用七曜混元杵、五星三台杵、金刚杵行点叩手法 4 ~ 7 分钟、运转手法 6 分钟、开阖手法 5 分钟一个循环；再取河车路脑户至大椎段施以平补平泻法行行分理手法 5 分钟；再取大椎八阵以七曜混元杵、金刚杵用平补平泻法依次施用运转手法 4 ~ 7 分钟、开阖手法一个循环；最后肩髃、肩贞、肩髎、曲池及外关施用七曜混元杵、五星三台杵、金刚杵以平补平泻法点叩 3 分钟。

【时间及疗程】治疗时间共 4 周，第 1 周每日 1 次，1 次 30 分钟，每周 5 次，每周连续治疗 5 天，休息 2 天；第 2 周间隔 1 天治疗 1 次，1 次 30 分钟，共治疗 3 次，休息 2 天；第 3 周间隔 2 天治疗 1 次，共治疗 2 次；第 4 周隔 3 天 1 次，共 1 次。每日治疗 30 分钟。

【方义】大椎八阵、河车路脑户至大椎段以疏经活络，理气止痛。肩髃、肩贞、肩髎为局部取穴，有祛风散寒、活血通络的作用。辅以远部取曲池、外关，以疏导阳明、少阳经气，可以除痹止痛。

（二）湿热痹阻证

【主症】初病时单侧或双侧肩部热痛，痛不可触，屈伸不利，局部灼热红肿，肩关节呈不同程度僵直，手臂上举、外旋、后伸等动作均受限制，病情迁延日久，肩关节常可因湿热痹阻，筋脉痹阻，导致患肢发生肌肉萎缩现象。

【治法】清热利湿，活血通络，理气止痛。

【处方】大椎八阵。河车路：脑户至大椎段。肩髃、肩贞、肩髎、曲池、合谷。

【手法】杵针用平补平泻法。

【操作】治疗方面，先取大椎八阵用泻法依次施用七曜混元杵、五星三台杵、金刚杵行点叩手法 4 ~ 7 分钟、运转手法 6 分钟、开阖手法 5 分钟一个循环；再取河车路脑户至大椎段施以平泻法行分理手法 5 分钟；再取大椎八阵以七曜混元杵、金刚杵用泻法依次施用运转手法 4 ~ 7 分钟、开阖手法一个循环；最后肩髃、肩贞、肩髎、曲池及合谷施用七曜混元杵、五星三台杵、金刚杵以平泻法点叩 3 分钟。

【时间及疗程】治疗时间共 4 周，第 1 周每日 1 次，1 次 30 分钟，每周 5 次，每周连续治疗 5 天，休息 2 天；第 2 周间隔 1 天治疗 1 次，1 次 30 分钟，共治疗 3 次，休息 2 天；第 3 周间隔 2 天治疗 1 次，共治疗 2 次；第 4 周隔 3 天 1 次，共 1 次。每日治疗 30 分钟。

【方义】大椎八阵、河车路脑户至大椎段以疏经活络，理气止痛。肩髃、肩贞、肩髎为局部取穴，有疏通经脉气血、活血通络的作用。辅以远部取曲池、合谷，以清热利湿，可以除痹止痛。

（三）气滞血瘀证

【主症】初病时单侧或双侧肩部刺痛，痛不可触，日轻夜重，屈伸不利，肩关节呈不同程度僵直，手臂上举、外旋、后伸等动作均受限制，病情迁延日久，肩关节常可因气滞血瘀，筋脉痹阻，导致患肢发生肌肉萎缩现象。

【治法】活血通络，理气止痛。

【处方】大椎八阵。河车路：脑户至大椎段。肩髃、肩贞、肩髎、小海、合谷。

【手法】杵针用平补平泻法。

【操作】治疗方面，先取大椎八阵用平补平泻法依次施用七曜混元杵、五星三台杵、金刚杵行点叩手法 4 ~ 7 分钟、运转手法 6 分钟、开阖手法 5 分钟一个循环；再取河车路脑户至大椎段施以平补平泻法行分理手法 5 分钟；再取大椎八阵以七曜混元杵、金刚杵用平补平泻法依次施用运转手法 4 ~ 7 分钟、开阖手法一个循环；最后肩髃、肩贞、肩髎、小海及合谷施用七曜混元杵、五星三台杵、金刚杵以平补平泻法点叩3分钟。

【时间及疗程】治疗时间共4周，第1周每日1次，1次30分钟，每周5次，每周连续治疗5天，休息2天；第2周间隔1天治疗1次，1次30分钟，共治疗3次，休息2天；第3周间隔2天治疗1次，共治疗2次；第4周隔3天1次，共1次。每日治疗30分钟。

【方义】大椎八阵、河车路脑户至大椎段以疏经活络，理气止痛。肩髃、肩贞、肩髎为局部取穴，有疏通经脉气血、活血通络的作用。辅以远部取小海、合谷，以活血理气，可以除痹止痛。

【加减】肩内廉痛，加尺泽、太渊；肩外廉痛，加后溪、小海；肩前廉痛，加合谷、列缺、阿是穴、大椎、风池、手三里、天宗等。

五、护理重点

伤后制动。减轻患者疼痛必要时给以止痛药。对青少年患者和撕裂较大者应早期行手术修补。年龄较大或撕裂较小者予对症治疗。早期活动防止粘连，恢复肌力。予局部冰敷。口服消炎药。加强心理护理。术后一天可开始活动手指和腕关节，手臂垫软枕，前臂前屈位。术后进行张手握拳练习。防止深静脉血栓，以促进循环，消退水肿为主。

第三节　肱骨外上髁炎（网球运动）

肱骨外上髁炎又名“网球肘”，是肘关节外侧前臂伸肌起点处肌腱发炎疼痛。疼痛的产生是由于前臂伸肌重复用力引起的慢性撕拉伤造成的。患者会在用力抓握或提举物体时感到患部疼痛。网球肘是过劳性综合征的典型例子。网球、羽毛球运动员较常见，家庭主妇、砖瓦工、木工等长期反复用力做肘部活动者，也易患此病。其病因包括：①击网球时技术不正确，网球拍大小不合适或网拍线张力不合适、高尔夫握杆或挥杆技术不正确等；②手臂某些活动过多，如网球、羽毛球抽球、棒球投球，其他工作如刷油漆、划船、使锤子或螺丝刀等。

一、概述

（一）定义

网球肘是一种以肘关节外侧疼痛为特征的肱骨外上髁部前臂伸肌总腱附着处的慢性损伤性肌筋膜炎，因网球运动员最易患此病而得名。网球肘的主要外在表现是肘部隐隐的酸痛感以及持拍击球时产生的强烈疼痛感。网球肘妨碍了运动员的日常生活、训练、比赛，严重者甚至影响运动员的职业生涯。

（二）病理生理

网球运动员击球时，需要充分伸展肘关节，致使关节附近的肌腱嵌入肱骨外上髁，此时肘关节被迫外展或内收，韧带容易过度牵拉或肌肉收缩过猛，造成肘关节侧副韧带受伤。此外，网球肘与附在肱骨外上髁处的肌肉组织损伤有联系。若不在意，这种肌肉损伤极易发展为肘关节肌肉之间的发炎、肿胀，逐步变为慢性疼痛或习惯性疼痛，进而失去运动功能。网球肘发病缓慢，主要表现为肘关节外上方活动痛，尤其是前臂旋转、腕关节主动背伸时，疼痛更为明显，疼痛有时可向上或向下放射；手不能用力握物；肱骨外上髁处有局限性压痛点；少数患者在阴雨天时疼痛加重。病情轻微的患者症状时隐时现，可自然痊愈；重症患者症状会反复发作，呈持续性疼痛。

（三）临床表现

本病多数发病缓慢，网球肘的症状初期，患者只是感到肘关节外侧酸痛，患者自觉肘关节外上方活动痛，疼痛有时可向上或向下放射，感觉酸胀不适，不愿活动。手不能用力握物，握锹、提壶、拧毛巾、打毛衣等可使疼痛加重。一般在肱骨外上髁处有局限性压痛点，有时压痛可向下放散，甚至在伸肌腱上也有轻度压痛及活动痛。局部无红肿，肘关节伸屈不受影响，但前臂旋转活动时可疼痛。严重者伸指、伸腕或执筷动作时即可引起疼痛。有少数患者在阴雨天时自觉疼痛加重。

二、诊断检查

网球肘的诊断主要根据临床表现及查体，主要表现为肘关节外侧的疼痛和压痛，疼痛可沿前臂向手放射，前臂肌肉紧张，肘关节不能完全伸直，肘或腕关节僵硬或活动受限。做下列活动时疼痛加重：握手、旋转门把手、手掌朝下拾东西、网球反手击球、打高尔夫球挥杆、按压肘关节外侧。Mill 征阳性，肘关节活动正常，肘部 X 线片显示正常。

三、中医辨证

网球肘的临床表现以疼痛、活动不利为主，当属中医痹证的范畴。《素问·痹论》曰："风寒湿三气杂至，合而为痹。"故痹证病因不外风寒湿三气所致。机体卫外不固，腠理疏松，营卫不调，或劳累之后，汗出当风，或居处潮湿，涉水冒寒，以致风寒湿邪乘虚侵袭，痹阻经络，发为风寒湿痹。由于机体感受风、寒、湿三邪的偏胜不同可以分为三种痹证。《素问·痹证》说："其风气胜者为行痹；寒气胜者为痛痹；湿气胜者为着痹。"若素体阳气偏胜，内有蕴热，或阴虚阳亢之体，感受风、寒、湿邪，寒邪入里化热，流注经络关节，而出现热痹的表现。若痹证日久，缠绵不愈，邪留经络，蕴而化热亦可出现热痹的症状。此外，痹证经久不愈，邪气壅阻，气血凝滞，脉络不通，亦可出现皮下瘀斑，关节周围结节的瘀血证。痹证迁延日久，病邪由浅入深，由经络而至脏腑，则产生相应的脏腑病变，出现肺痹、心痹、肝痹等证。此即"五脏皆有合，病久而不去者，内舍于其合也"

的道理。

四、杵针治疗

【主穴】以局部取穴与循经取穴为主，痛处阿是穴为八阵穴。曲池、合谷、天井、外关、尺泽。可根据辨证进行适当加减。

（一）行痹

【主症】肘关节关节疼痛，游走不定，关节屈伸不利。或在一处疼痛，向远处放射，牵掣麻木，如风行之速。或兼见恶风发热等表证。舌苔薄白或淡黄，脉浮或浮弦。

【治法】以祛风为主，兼以散寒除湿。

【处方】主穴基础上可加膈俞、血海。

（二）痛痹

【主症】肘关节关节疼痛，痛势较剧，一般痛有定处，遇热痛减，遇寒痛增，局部肤有冷感，喜揉按。舌苔薄白，脉浮紧或弦紧。

【治法】以散寒为主，兼以祛风除湿。

【处方】主穴基础上可加命门八阵、关元。

（三）着痹

【主症】肘关节酸痛重着，或肿胀，痛有定处，阴雨风冷天气每易发作。舌苔白腻，脉濡缓。

【治法】以除湿为主，兼以祛风散寒。

【处方】主穴基础上可加足三里、商丘。

（四）热痹

【主症】肘关节游走疼痛，痛不可触，屈伸不利，局部灼热红肿，得冷则舒。多见有咽喉疼痛，发热，汗出恶风，口渴烦闷，小便短赤等，舌苔黄而厚腻，脉象濡数。

【治法】清热化湿，通调气血。

【处方】主穴基础上可加大椎八阵、小海、少海、肘髎。

【手法】均可采用平补泻法，行痹痛痹、着痹可加用灸法。

【操作】杵针进行点叩、升降、开阖、运转、分理等操作方法。用奎星笔的杵尖在阿是穴八阵行开阖手法 1 ~ 2 分钟；用五星三台杵的杵尖在阿是穴、小海、少海、曲池、肘髎行点叩手法 2 ~ 4 分钟；用奎星笔的杵尖在小海、少海行开阖手法 2 ~ 5 分钟；用奎星笔的杵柄在阿是穴八阵、曲池、肘髎行运转手法 2 ~ 5 分钟。

【时间及疗程】1 次操作时间约 15 ~ 20 分钟。每日 1 次，5 次为 1 个疗程，各疗程之间可间隔 1 ~ 2 天，可连续治疗 4 ~ 6 个疗程，具体情况视病情轻重而定。

【方义】行痹风胜，取膈俞、血海，有养血活血的作用，含血行风自灭之意。着痹取足三里、商丘，是因水湿停留，必先由中土不运，运脾为治湿之本，取之以健运脾胃而化湿浊。痛痹久延，可致阳气衰惫，取关元、命门八阵以益火之源，振奋阳气而驱散寒邪。热痹取大椎八阵、小海、少海、肘髎清热利湿，解毒止痛，主要是根据经脉循行选穴，旨在疏通经脉气血，使营卫调和则湿热之邪无所依附而痹痛遂解。分部处方，主要是根据病处的经脉循行部位选穴，旨在疏通经脉气血，使营卫调和，则风寒湿邪无所依附而痹痛遂解。

五、护理重点

早期出现局部疼痛与压痛，后期出现局部肿胀硬结。急性期三角巾固定，局部冰敷，患肢制动。配合医生严格无菌操作下进行封闭治疗。可进行康复冲击波治疗护理，低频脉冲电疗法 。如病变处肿胀明显，伴有炎症反应时，可采用超短波及威伐光治疗。局部行气活血，通经活络。可用中医护理技术，如推拿、针灸、中医塌渍、蜡疗。正确合理运动，以外上髁部治疗为主，治疗中被动动作为前臂的旋前和腕关节的背屈。手术治疗者术后密切观察患肢固定及远端血运及神经异常情况。

第四节　肱骨内上髁炎（高尔夫球运动）

一、概述

（一）定义

肱骨内上髁炎又名“高尔夫球肘”或“屈肌总腱损伤”，为旋前屈肌群肌腱起始部过度疲劳而引起的损伤。是较为常见的肘部慢性劳损性疾病。

（二）流行病学

在普通人群中发病率大约为 0.3% ~ 1.1%，但在高尔夫、棒球运动员和从事匍匐前进、战术攀爬、伞降军事训练的战士中发病率增加到 13.5% ~ 27.3%。

（三）病理生理

肱骨内上髁是尺侧腕屈肌、指浅屈肌等 5 条屈肌腱及旋前圆肌的起点，这些肌肉主要有屈肘、屈腕、屈指以及前臂旋前的功能。因此，凡是需要反复强力屈腕屈指的动作都会造成旋前圆肌和尺侧腕屈肌的急性或慢性损伤，导致相应肌腱的退行性改变和局部炎症性病灶，由此发为肱骨内上髁炎。高尔夫球运动时肘关节存在明显的外展应力，而肘内侧有拉张应力，加之腕屈肌的突然收缩而致前臂屈肌总腱附着处劳损，使高尔夫球员发病率较高，故又称高尔夫球肘。

（四）临床特征

病人主诉肘关节内侧痛，有时波及两侧，可向前臂、上臂放射。当炎症刺激到尺神经时可出现前臂无力，无名指、小指间歇性麻感。检查时可发现尺侧腕曲肌起点即肘关节内上方压痛明显。关节活动度正常，局部肿胀不常见，X线片通常无明显异常。

二、诊断检查

（1）患者多见于较长时间从事使前臂外旋和屈腕运动的劳动或工作如高尔夫球、垒球运动或有肘部损伤病史者。

（2）肘内侧疼痛，疼痛逐渐向前臂前面扩散，屈肘、屈腕、抓物、握拳、扭毛巾等动作均可致痛。

（3）肘内侧压痛，以肱骨内上髁处压痛为明显，前臂屈肌群紧张试验（伸肘、握拳、屈腕、前臂旋前时肱骨内上髁处即发生疼痛）阳性，屈肌群抗阻试验阳性。

（4）X线检查无明显异常。

三、中医辨证

“肱骨内上髁炎”属祖国医学“痹证”范畴，其发病与肝肾亏虚、气滞血瘀、风寒湿阻等有关。根据风寒湿邪的偏胜可分为行痹、痛痹、着痹。《素问·痹证》：“其风气胜者为行痹；寒气胜者为痛痹；湿气胜者为着痹。”若素体阳气偏胜，内有蕴热；或阴虚阳亢之体，感受风、寒、湿邪，寒邪入里化热，流注经络关节，而出现热痹的症状。

中医辨证本病实为本虚表实之证，其本是肝肾亏虚、筋骨失养所致，肝肾亏虚为本、风寒湿邪为标，故治当以补益肝肾、强筋壮骨为主，活血化瘀、祛风通络为辅。

四、杵针治疗

（一）行痹

【主症】肢体关节疼痛，游走不定，关节屈伸不利。或在一处疼痛，向远处放射，牵掣麻木，如风行之速。或兼见恶风发热等表证症状。舌苔薄白或淡黄，脉浮或浮弦。

（二）痛痹

【主症】肢体肌肉关节疼痛，痛势较剧，一般痛有定处，遇热痛减，遇寒痛增，局部皮肤有冷感，喜揉按。舌苔薄白，脉浮紧或弦紧。

（三）着痹

【主症】肢体关节酸痛重着，或肿胀，痛有定处，阴雨风冷天气每易发作。舌苔白腻，脉濡缓。

【治法】风寒湿痹证：补益肝肾，祛风除湿，散寒止痛。

【处方】以局部取穴与循经取穴为主，痛处阿是穴为八阵穴。

阿是穴、小海、少海、曲池、肘髎。

行痹：膈俞、血海。

痛痹：命门八阵、关元。

着痹：足三里、商丘、太溪。

【手法】杵针用平补平泻法，并可加灸法。

【操作】治疗方面，用奎星笔的杵尖在阿是穴八阵行开阖手法 7 ~ 10 分钟；用五星三台杵的杵尖在阿是穴、小海、少海、曲池、肘髎行点叩手法 7 ~ 10 分钟；用奎星笔的杵尖在小海、少海行开阖手法 7 ~ 10 分钟；用奎星笔的杵柄在阿是穴八阵、曲池、肘髎行运转手法 7 ~ 10 分钟。

【时间及疗程】治疗时间共 4 周，第 1 周每日 1 次，1 次 30 分钟，每周 5 次，每周连续治疗 5 天，休息 2 天；第 2 周间隔 1 天治疗 1 次，1 次 30 分钟，共治疗 3 次，休息 2 天；第 3 周间隔 2 天治疗 1 次，共治疗 2 次；第 4 周隔 3 天 1 次，共 1 次。每日治疗 30 分钟。

【方义】行痹风胜，取膈俞、血海，有养血活血的作用，含血行风自灭之意。着痹取足三里、商丘，是因水湿停留，必先由中土不运，运脾为治湿之本，取之以健运脾胃而化湿浊。痛痹久延，可致阳气衰惫，取关元、命门八阵以益火之源，振奋阳气而驱散寒邪。分部处方，主要是根据病处的经脉循行部位选穴，旨在疏通经脉气血，使营卫调和，则风寒湿邪无所依附而痹痛遂解。

（四）热痹

【主症】关节疼痛不可触，屈伸不利，局部灼热红肿，得冷则舒，口渴烦闷，小便短赤，舌苔黄腻，脉象濡数。

【治法】清热化湿，通调气血。

【处方】以局部取穴与循经取穴为主，痛处阿是穴为八阵穴。配以大椎八阵、合谷等穴位。

【手法】杵针用泻法。

【操作】用奎星笔的杵尖在阿是穴八阵、大椎八阵行开阖手法 7 ~ 10 分钟；用五星三台杵的杵尖在阿是穴、大椎、合谷行点叩手法 7 ~ 10 分钟；用奎星笔的杵尖在大椎、合谷行开阖手法 7 ~ 10 分钟；用奎星笔的杵柄在阿是穴八阵、大椎八阵、合谷行运转手法 7 ~ 10 分钟。

【时间及疗程】治疗时间共 4 周，第 1 周每日 1 次，1 次 30 分钟，每周 5 次，每周连续治疗 5 天，休息 2 天；第 2 周间隔 1 天治疗 1 次，1 次 30 分钟，共治疗 3 次，休息 2 天；第 3 周间隔 2 天治疗 1 次，共治疗 2 次；第 4 周隔 3 天 1 次，共 1 次。每日治疗 30 分钟。

【方义】大椎八阵、合谷清热利湿，解毒止痛，主要是根据经脉循行选穴，旨在疏通经脉气血，使营卫调和则湿热之邪无所依附而痹痛遂解。

五、护理重点

患肢制动。急性期以“PRICE”为原则，即保护，休息，冰敷，加压，抬高。心理护理，使患者积极配合治疗。封闭治疗严格无菌技术操作。局部行气活血，通经活络。可用中医护理技术，如中医塌渍、蜡疗、针灸、推拿。正确合理运动。以肱骨内上髁部治疗为主，治疗中被动动作为前臂的旋后和腕关节的掌曲。手术治疗者术后密切观察患肢固定及远端血运及神经异常情况。

第五节　尺神经麻痹（自行车运动）

一、概述

（一）定义及功能解剖

在腕部，尺神经易受切割伤。在手指及掌部，指神经易被割伤或挫伤。尺神经深支为运动支，有时可受刺伤或贯穿伤。在肘部，尺神经常受直接外伤或骨折脱臼合并损伤。严重肘外翻畸形及尺神经滑脱所引起的尺神经损伤，又称肘管综合征或慢性尺神经炎。全身麻醉时如不注意保护，使手悬垂于手术台边，可因压迫过久而引起瘫痪。颈肋或前斜角肌综合征时，以尺神经受损为最多。

尺神经来自臂丛内侧束，沿肱动脉内侧下行，于上臂中段逐渐转向背侧，经肱骨内上后侧的尺神经沟，穿尺侧腕屈肌起端至前臂前面，发出分支至尺侧腕屈肌，然后于尺侧腕屈肌与指深屈肌间进入前臂掌侧，发出分支至指深屈肌尺侧半，再与尺动脉伴行，于尺侧腕屈肌桡侧深面至腕部，于腕上约 5 cm 发出手背支至手背尺侧皮肤，本干继续下行，经屈肌支持带浅面豆骨与钩骨之间的腕尺管分为浅、深两支入手掌。深支主要支配小鱼际肌和手部内在肌，浅支分布于手掌尺侧及尺侧一个半手指皮肤。

（二）流行病学

目前我国暂无相关流行病学资料。

（三）病理生理

从尺神经的解剖来看，尺神经在肱骨内上髁及腕关节处位置表浅，且比邻均为骨性结构（肱骨内上髁、豌豆骨），因此最容易受压损伤。慢性或职业性损伤，因重复性劳动，局部反复压迫摩擦致使韧带增厚为常见病因。此外，腕部尺神经附近的腱鞘囊肿、血管瘤、脂肪瘤等，或腕部骨折、创伤性关节炎以及掌长肌腱变异止于豌豆骨的腱性条带等，均可致腕部尺神经管变狭窄，管内压力增高，即可压迫尺神经而产生症状。自行车运动员弓身骑车时，体重支撑于车把手上，手掌受压；射击运动员托枪射击时，枪的重量长时间压迫于手的豆状骨部尺神经分支；肘部支撑枪支压于髂骨嵴或腰带上，造成肘部受压，久之均可导致典型的尺神经麻痹症状，即手内肌萎缩，尺侧一指半感觉减退。其他运动导致肘部、腕部损伤、骨折，也可引起局部神经症状。

（四）临床特征

多见于自行车运动员以及射击运动员。在初始损伤时，可出现尺神经支配区肌肉酸痛麻痹及皮肤感觉障碍，休息后好转。如不及时去除致病因素可引起症状加重，久之可导致典型的尺神经损伤症状。按损伤部位不同，表现不同，损伤在腕部，出现手内肌萎缩（爪形手），尺侧一指半感觉减退；损伤在肘部时，除出现手部症状外，还有环、小指远端指间关节屈曲功能障碍，屈腕无力。

二、诊断检查

（1）尺神经损伤后，皮肤感觉障碍一般限于手的尺侧半面，有时包括腕的尺侧。

（2）肌肉萎缩在尺神经损伤中甚为显著，其中以骨间肌和拇收肌最明显，次为小鱼际肌群。

（3）骨间肌麻痹，手指不能外展与内收。手指的夹力减弱或消失，小指常处于外展位，而不能与环指并拢。

（4）爪形手畸形，掌指关节过伸，指间关节屈曲，状似鹰爪。一般仅限于小指与环指。因第 1、2 蚓状肌多由正中神经支配，故示、中指多无爪形畸形。

（5）尺神经损伤后，大部分手内部肌发生麻痹，因而握力减弱，持物不稳，动作不灵活等，对精细动作影响明显。

（6）尺神经损伤在肘部时，除上述症状外，前臂屈肌尺侧部分轻度萎缩，屈腕肌力减弱，并伴手桡偏。

肌电图可有尺神经损害表现，但阳性率不高，可见 M 波，波形呈多样化。X 线平片与肌电图同时也可以鉴别其他疾病。

三、中医辨证

多由外伤或长期反复压迫等，引起某一部位的皮肉筋脉受损，以致经络不通，经气运行受阻，气血壅滞局部而成。手及前臂处经脉受损，气血运行不畅，尺侧半面皮肤感觉障碍，有时包括腕的尺侧；局部及远端筋肉失去濡养，从而筋肉萎缩、失用，爪形状似鹰爪；持物不稳，动作不灵，无法完成精细动作等。新病气滞血瘀，久病气虚血瘀证为主。

四、杵针治疗

【主症】手及前臂尺侧半面皮肤感觉障碍，亦可包括腕的尺侧。手部筋肉萎缩、失用、爪形状似鹰爪持物不稳动作不灵等表现。

【治法】气滞血瘀证：行气活血，通经活络；

气虚血瘀证：益气活血，通经活络。

【处方】以局部取穴与循经取穴为主，阿是穴取八阵穴。阳谷、前谷、后溪、少府、神门、少海。

【手法】杵针用平补平泻法，陈旧性损伤可加灸法，或放血疗法。

【操作】先取阿是穴八阵穴依次施用点叩手法 4 ~ 7 分钟、运转手法 6 分钟、开阖手法一个循环；再取后溪八阵穴用平补平泻法依次施用分理手法、运转手法 4 ~ 7 分钟、开阖手法一个循环；余穴以平补平泻法点叩 3 分钟。

【时间及疗程】治疗时间共 4 周，第 1 周每日 1 次，1 次 30 分钟，每周 5 次，每周连续治疗 5 天，休息 2 天；第 2 周间隔 1 天治疗 1 次，1 次 30 分钟，共治疗 3 次，休息 2 天；第 3 周间隔 2 天治疗 1 次，共治疗 2 次；第 4 周隔 3 天 1 次，共 1 次。每日治疗 30 分钟。

【方义】尺神经损伤取穴多在局部，已达到行气血通经络的作用，故取阳谷、前谷、后溪、少府、神门、少海以行气活血，疏通经络。

【加减】可局部加减合谷、外关、中渚、液门诸穴以达活血活络，通理三焦气血之效。久病肌肉萎缩废用可适当加减益气扶正之穴，如百会、足三里、关元、气海等；重在及早发现、提前预防。主要措施是避免产生压迫的因素，同时加强肌肉力量可减少尺神经受牵扯。训练时应经常改变姿势，服用维生素 B_1、维生素 B_{12} 等神经营养药，并配合按摩、药疗、针刺等治疗。肘后尺神经沟有骨性、纤维束带压迫时，可行手术松解治疗。

五、护理重点

尺神经损伤后，如何减轻水肿和疼痛、减轻感觉异常、增加肘关节的活动范围、尽早恢复患肢功能，是护理的关键。心理护理：向病人介绍神经麻痹知识，鼓励病人树立战胜疾病的信心，要积极配合治疗和功能锻炼。观察损伤部位情况。闭合性损伤可先行保守治疗 3 个月。开放性损伤，或经保守治疗无效者，应手术探查。爪形手畸形功能重建及矫形。患肢高于心脏，防止肢体肿胀。密切观察患肢的肤色、皮温、感觉、肿胀情况，出现异常及时处理。术后保持伤口引流通畅，以防积血造成神经粘连。遵医嘱使用神经营养药物：维生素 B_{12} 类促进神经再生，并观察药物有无副作用。并发症的预防：由于神经损伤后感觉障碍，应注意保护患肢，协助料理日常生活，防止皮肤烫伤、肢体冻伤和挤压伤。加强主、被动功能练习，预防肌肉萎缩、关节挛缩。预防感染，促进软组织愈合，控制水肿和疼痛。进行肩关节、腕关节转动和手指的主、被动活动练习，循序渐进地增加锻炼量。减轻水肿，促进瘢痕活动并尽量减少粘连，白天去除夹板，加强手部力量和精细动作的练习。瘢痕按摩：直接用手掌或手指稍用力按住瘢痕。加强力量锻炼。训练手部感觉（包括触觉、痛觉、冷热觉及实体感觉）每日数次，感觉有进步时刺激由强到弱。

第六节　下尺桡关节分离（网球、足球运动）

一、概述

（一）定义

下尺桡关节分离，即脱臼，常见于网球、足球等运动创伤。

下尺桡关节的功能是稳定桡骨在尺骨远端的旋转。主要稳定因素是：尺侧副韧带，该韧带附着于尺骨茎突尖端，止于豌豆骨和三角骨；

三角软骨盘，其附着于尺骨茎突基底到尺骨边缘和桡骨凹；尺侧和后侧的尺桡韧带与关节囊部分相连；旋前方肌；桡骨远端的部分表面和尺骨及骨间膜。

（二）病因病机

腕部的扭伤，或提起重物，使腕关节桡偏，背屈或旋转的应力均可造成此种损伤。

（三）临床特征

以下尺桡关节背侧脱位最为多见，可见前臂旋前时尺骨小头向背侧突出，旋后时自动复位，局部肿胀并有压痛。被动活动下尺桡关节，可感知较正常侧松弛，并伴疼痛，有时出现弹响。

二、诊断

（1）腕痛局限于下尺桡关节及尺骨茎突处，旋转及尺偏时加剧。

（2）弹性隆起与健侧对比，可见尺骨小头向背侧或掌侧隆起，压之复位，抬手即弹回原处。

（3）活动受限，因疼痛患侧前臂旋转及尺偏明显受限，伴有三角软骨损伤时尤甚。

（4）肿胀一般较轻。

（5）X 线片应双侧对比，便于观察及判定。是否见尺骨头背侧突隆畸形。X 线片尺骨骨头背侧移位，属背侧脱位。下尺桡关节间隙大于 3 mm，提示分离脱位。桡尺下段骨折重叠，提示远近方向脱位。

三、中医辨证

下尺桡关节分离一般是外伤引起，如网球、足球等腕关节撞击出现腕关节僵直无力，旋转时前臂疼痛不适。寒凝所致经络不通，经气运行受阻、气血壅滞，多为实证，气滞血瘀。

四、杵针治疗

【主症】手腕僵直，疼痛无力。关节活动度差，运动功能受限。

【治法】宣通气血，舒筋止痛；泻法。

【处方】内关八阵、养老八阵、外关八阵。

【手法】点扣、开阖、分理、运转。

【操作】针具选取七曜混元杵、五星三台杵、奎星笔。令患者放松端坐位，充分暴露手腕部。

（1）选用七曜混元杵平行的七个钝爪的一头，于手太阴肺经、手阳明大肠经先上下推退、后左右分理手法 2 分钟，以皮肤微红为度；此步骤注意事项：手腕放松，采用握笔式握住杵针远端，针头与皮肤保持 45° ~ 60° 角实行斜杵操作法。

（2）继续用七曜混元杵平行的七个钝爪的一头于施术部位反复点叩手法，形如雀啄食，先操作开始 3 ~ 5 分钟点叩频率快（约 180 次 / 分），压力小，操作 6 ~ 10 分钟或者局部皮肤出现微微潮红温软时，即可使点叩频率放慢（约 80 次 / 分），加大压力，使红痧进一步透出；此步骤注意事项：操作时手法轻快灵活，循序渐进，以防损伤皮肤。

（3）用五星三台杵的三台针尖循手厥阴心包经行升降手法操作。

（4）用奎星笔圆弧形的一头于施术部位作从内向外，再从外向内（太极运转）的运转手法 2 ~ 3 分钟，运转手法速度需放慢；再用奎星笔的圆弧形的一头做滚揉行杵法，此步骤注意事项：采用直握针身，斜杵行针，力度较前三个步骤可稍重，约 30 ~ 35 次 / 分。

（5）最后作七曜混元杵一上一下的上推下退的迎随补泻 2 ~ 3 分钟即可。

【时间及疗程】一般施术 20 ~ 30 分钟，还可据病情酌情增减治疗时间。每日做 1 次，如施术部位皮肤疼痛较重，可隔日做 1 次，10 次为 1 个疗程。可连续施术 2 ~ 3 个疗程。疗程间隔 2 ~ 3 天。

五、护理重点

缓解疼痛，明确诊断后患肢制动配合止痛药物护理。急性期的病人手法整复后，还应绷带加压包扎固定患肢，防止移位。抬高患肢，减轻局部肿胀。必要时手术治疗。术后观察生命体征，患肢末梢循环，手指活动度，皮肤温度，有无针刺感、麻木感。患肢制动，护士协助生活护理。给予正确机能评定和康复指导并防止再次损伤。进行关节灵活性功能训练。在疼痛缓解，损伤组织充分愈合的情况下尽早进行主动关节功能恢复训练。

第七节　腕三角软骨盘炎（乒乓球、网球等运动）

腕三角软骨盘损伤发生于跌倒时、手掌撑地、腕关节过度背伸、前臂旋前或向尺侧偏斜等扭转挤压的暴力致伤。软骨盘挤压于尺骨和三角骨及月骨之间而发生破裂或撕脱。也有腕部做过多的支撑固定动作时，因反复背伸、旋转挤压引起软骨的慢性损伤。

一、概述

（一）定义

腕三角软骨盘损伤又叫作腕关节盘损伤，是指腕关节内的三角软骨盘由于扭转挤压等暴力导致破裂或撕脱等损伤。腕三角软骨损伤多见于体操、排球、乒乓球、网球、摩托等项目，易忽略，导致经久不愈，严重影响运动员的训练。

（二）流行病学

目前我国暂无相关流行病学研究数据。

（三）病理生理

尺桡关节由桡骨远端的尺骨切迹与尺骨小头关节面组成，关节的背、掌侧有下尺桡关节背侧及掌侧韧带连接。此关节的远端有腕三角软骨，又称腕软骨盘、腕三角软骨盘或三角纤维。三角软骨构成桡腕关节的一部分，是起于桡骨远端的尺骨切迹，向尺侧延伸止于尺骨茎突基底的致密结缔组织和软骨样组织。三角软骨的额状断面由两个三角形合成，边缘较厚，中间较薄，其基底连于桡骨远端的尺骨切迹，尖端止于尺骨茎突基部小凹和尺侧副韧带的桡侧。腕三角软骨与尺骨头关节面的中心部分没有附着，周围部分通过桡尺远侧关节的掌、背侧副韧带和尺骨头关节面边缘相连，将腕关节及下尺桡关节隔开。

腕三角软骨盘损伤有急性损伤和慢性劳损两种。

（1）急性损伤：腕背伸位受到过大的旋转力或超常旋转范围时可引起下尺桡关节韧带损伤、脱位和腕三角软骨损伤。腕掌屈位受旋转应力也可致伤。有时合并于腕 Colles 骨折。

（2）慢性劳损：体操运动员多为慢性劳损，逐渐出现症状。当腕支撑体重，重心偏向尺侧时，因反复挤压、旋转碾磨、牵拉致长期慢性微细损伤，引起三角软骨退行性变以至破裂，或者角软骨边缘附着处以及腕的背侧、掌侧尺桡韧带在旋转中不断受到牵扯，引起劳损变性或损伤，导致这些部位的创伤性炎症，而出现症状。如做鞍马、单杠转体动作，手腕多处于背伸尺倾支撑下旋转，以致逐渐疼痛，出现症状；在自由体操中要靠后手翻的快速的推手获得较高的腾空来完成多周的转体和空翻，在落地时，腕部要承受身体的重量和身体下落的反作用力，重心又偏向尺侧，由于反复挤压，旋转碾磨等慢性损伤，导致三角软骨退变以致破裂。摩托车越野训练的运动员，用“长弯把”开车时，腕多需背伸尺倾支撑，也易劳损致伤。

（四）临床特征

（1）症状主要是下尺桡关节及腕尺侧疼痛，主动或被动旋转前臂痛，腕握力减弱可出现腕尺侧响声，关节绞锁等症状。下尺桡关节有时不稳。

（2）检查体征时，急性期可出现下尺桡关节或尺侧肿胀。特异性压痛点在下尺桡关节的背侧及掌侧、尺骨茎突的背面桡侧和掌面桡侧。可以查出前臂旋转痛，腕背伸痛，尺侧偏挤压痛，抗阻力旋前痛、旋后痛，抗阻力桡侧偏痛，下尺桡关节松弛或前后错动时有弹响声等症状。诊断时应与腕尺侧副韧带损伤鉴别，此伤被动桡侧倾痛，而被动尺侧倾则不痛。

二、诊断检查

应根据发病机制、临床表现的变化，并结合辅诊手段作分析。

（1）有明显的腕部外伤史。

（2）伤后腕关节尺侧肿胀、疼痛、关节活动受限。

（3）后期肿胀大部分消退，尺骨头处稍肿，有压痛和酸痛乏力。

（4）腕关节活动时有弹响声，尺偏挤压试验阳性。

（5）X 线片显示下尺桡关节间隙增宽，关节造影提示三角软骨盘破裂。除明显下尺桡关节脱位有阳性所见外，一般无阳性所见，关节造影对软骨盘破裂有参考意义，造影剂注入此桡腕关节，如破裂可见下尺桡关节内有造影剂。但部分软骨盘有中央穿孔变异。

三、中医辨证

多由体操、排球、乒乓球、网球、摩托等项目或其他直接或间接暴力作用于腕关节内的三角软骨盘，由于扭转挤压等暴力导致破裂或撕脱等损伤，引起腕关节的皮肉筋脉受损，以致经络不通，经气运行受阻，气血壅滞局部而成。多为实证，辨证为气滞血瘀证。

四、杵针治疗

多由剧烈运动或负重持重时姿势不当，或不慎跌仆、牵拉和过度扭转等原因，引起腕关节的皮肉筋脉受损，以致经络不通，经气运行受阻，气血壅滞局部而成。

【主症】腕关节处因瘀阻出现疼痛肿胀，按压疼痛，关节屈伸不利。陈旧性损伤可因风寒湿邪而反复发作。

【治法】活血活络，行气止痛。

【处方】以局部取穴与循经取穴为主，痛处阿是穴为八阵穴。阳溪八阵、阳池、阳谷、合谷、外关、腕骨、中渚、后溪。

【手法】杵针用平补平泻法，陈旧性损伤可加灸法。

【操作】治疗方面，先取阿是穴八阵用泻法依次施用点叩手法4～7分钟、运转手法6分钟、开阖手法一个循环；再取阳溪八阵用平补平泻法依次施用分理手法、运转手法4～7分钟、开阖手法一个循环；最后阳池、阳谷、合谷、外关、腕骨、中渚与后溪以平补平泻法点叩3分钟。

【时间及疗程】治疗时间共4周，第1周每日1次，1次30分钟，每周5次，每周连续治疗5天，休息2天；第2周间隔1天治疗1次，1次30分钟，共治疗3次，休息2天；第3周间隔2天治疗1次，共治疗2次；第4周隔3天1次，共1次。每日治疗30分钟。

【方义】腕三角软骨盘损伤取穴多在局部，取合谷、外关、腕骨、中渚、后溪诸穴以达活血活络，行气止痛之效。取阳溪八阵、阳池、阳谷以行气活血，疏通经络。

五、护理重点

采用保守治疗。患肢制动。夹板固定4～6周，松紧适宜。合理休息，做好患者心理护理，教会生活技巧，确保身体舒适。尽早投入康复训练，关节活动训练：主动练习，被动练习，抗阻练习，CPM练习。活动时疼痛减轻、关节活动范围增大，可逐步开展力量训练。可使用局部中药外敷、蜡疗等。手术术后还应观察有无神经损伤表现。

第八节　屈指肌腱腱鞘炎（柔道、中国跤）

屈指肌腱腱鞘炎多发于拇指，少数患者为多个手指同时发病。患指屈伸功能障碍，清晨醒来时特别明显，活动后能减轻或消失。疼痛有时向腕部放射。掌指关节屈曲可有压痛，有时可触到增厚的腱鞘、状如豌豆大小的结节。当弯曲患指时，突然停留在半弯曲位，手指既不能伸直，又不能屈曲，像被突然“卡”住一样，酸痛难忍，用另一手协助扳动后，手指又能活动，产生像扳枪机样的动作及弹响，故也有“扳机指”或“弹响指”之称。

一、概述

（一）定义

屈指肌腱腱鞘炎是由于屈指肌腱与掌指关节处的屈指肌腱纤维鞘管反复摩擦，产生慢性无菌性炎症反应，局部出现渗出、水肿和纤维化，鞘管壁变厚，肌腱局部变粗，阻碍了肌腱在该处的滑动而引起的临床症状。当肿大的肌腱通过狭窄鞘管隧道时，可发生一个弹拨动作和响声，故又称为扳机指或弹响指。其临床表现主要为手掌部疼痛、压痛和患指伸屈活动受限。本病多见于妇女及手工操作者（如纺织工人、木工和抄写员等），亦可见于幼儿及老年人，好发于拇指、中指和环指，起病缓慢。本病经非手术疗法，多能获良好疗效。个别病例需手术治疗才奏效。

（二）流行病学

目前我国暂无相关流行病学研究数据。

（三）病理生理

指屈肌腱的组成：肌腱是由密集的被包捆成束的平行胶原纤维所组成。每根纤维又由更细的胶原原纤维组成。其间含少量成纤维细胞。当局部劳作过度，积劳伤筋，或受寒凉，气血凝滞，气血不能濡养经筋而发病。掌骨颈和掌指关节掌侧的浅沟与鞘状韧带组成骨性纤维管，屈肌腱从该管内通过。手指活动频繁，使屈肌腱与骨性纤维管反复摩擦、挤压，致骨性纤维管发生局部充血、水肿，继之纤维管变性，使管腔狭窄，屈指肌腱受压而发为本病。病症表现为疼痛多数不能明确指出疼痛的部位，只诉关节“别扭”，运动时关节内酸胀或发不出力的感觉，有时感到条带状疼痛；局部的肿胀发病肌腱会有条索状隆起，程度不一；功能障碍发生于上肢手腕部的腱鞘炎，多影响队员发力，有时击球会出现动作变形，发生于足踝部的腱鞘炎在运动步伐时会感到疼痛而影响动作。腱鞘是包绕肌腱的鞘状结构。外层为纤维组织，附着在骨及邻近的组织上，起到固定及保护肌腱的作用。内层为滑膜可滋养肌腱，并分泌滑液有利于肌腱的滑动。由于反复过度摩擦，引起肌腱及腱鞘发生症状、水肿、纤维鞘壁增厚形成狭窄环，肌腱的纤维化和增粗造成肌腱在鞘管内滑动困难，就是狭窄性腱鞘炎。

（四）临床特征

（1）手掌部疼痛，晨起或活动时加重。患指伸屈活动障碍。

（2）手掌面患指掌骨头处可摸到一结节状物，手指屈伸时可感到结节状物滑动，压痛明显。

（3）如已有狭窄，手指屈伸时有发生扳机样动作或弹响。严重者手指交锁于屈曲位不能伸直或伸直位不能屈曲。

二、诊断检查

（1）桡骨茎突处隆起、疼痛，可向前臂及拇指放射痛，活动腕及拇指时疼痛加重，不能提重物。

（2）桡骨茎突处明显压痛，有时可触及硬结节。腕和拇指活动稍受限。

（3）握拳尺偏试验（Finkelstein 征）阳性。

（4）局部压痛：在伤部腱鞘及周围压痛明显。

（5）抗阻试验阳性：由于患病肌腱腱鞘的炎症或肿胀，在关节过伸或过屈时会使疼痛加重，如桡骨茎突狭窄性腱鞘炎会有 Finkelstein 征阳性。

三、中医辨证

腱鞘炎属中医“伤筋”范畴，系因局部劳作过度，积劳伤筋，或受寒凉，致使气血凝滞，不能濡养经筋而发病故辨证为风寒痹阻证与瘀血痹痛证。治疗应遵循活血化瘀、消肿止痛的原则，既要驱除寒湿致病外邪，又需疏通经络、调和气血，以使气血运行通畅，局部循环得以改善，受损组织得以修复，从而达到治愈目的。

四、杵针治疗

（一）风寒痹阻证

【主症】多发于拇指处。拇指处冷痛重着，活动不利，在天气变化或阴雨风冷时加重，酸胀无力，喜暖喜按，活动后疼痛减轻。

【治法】温经散寒，祛湿止痛。

【处方】合谷八阵。阳溪、阳池、曲池、外关。

【手法】平补平泻法。

【操作】先以奎星笔在合谷处施以八阵穴，内、外八阵分别行使 7 次为一个周期，进行 3 ～ 5 个周期后再用点叩手法叩击阳溪、阳池等穴位 6 ～ 7 分钟，轻重适宜，刚柔并济。

【方义】合谷八阵以舒经活络，理气止痛。阳溪、阳池为局部取穴，有祛风散寒、活血通络的作用。辅以远部取曲池、外关，以疏导阳明、少阳经气，可以除痹止痛。

（二）瘀血痹痛证

【主症】关节处有刺痛，按压时有疼痛，屈伸受限，关节处肿胀。

【治法】舒经活络，活血化瘀。

【处方】阳溪八阵。列缺、阳池、阿是穴、曲池、手三里。

【手法】泻法。

【操作】先采用奎星笔在阿是穴处进行开阖手法 1 ～ 2 分钟，再用点叩手法在列缺、阳池等穴叩击 2 ～ 4 分钟，以皮肤潮红为度，最后再辅以阳溪八阵穴治疗，分别在内外八阵行使 7 次为 1 个周期，进行 2 ～ 3 个周期。

【时间及疗程】治疗时间共 4 周，第 1 周每日 1 次，1 次 30 分钟，每周 5 次，每周连续治疗 5 天，休息 2 天；第 2 周间隔 1 天治疗 1 次，1 次 30 分钟，共治疗 3 次，休息 2 天；第 3 周间隔 2 天治疗 1 次，共治疗 2 次；第 4 周隔 3 天 1 次，共 1 次。每日治疗 30 分钟。

【方义】阳溪八阵以行气活血，化瘀通络，理气止痛。局部采用阳池、阿是穴以起到活血通络的作用。列缺是八脉交会处，有改善手腕无力或疼痛作用。手三里、曲池穴属阳明大肠经，用于配合治疗手臂无力、上肢不遂。

五、护理重点

适用保守疗法。减少患指运动。口服消炎止痛药。协助医生在无菌操作下进行局部封闭。可行中医护理技术。可刺络放血。保守治疗无效可考虑手术治疗。术中切开并切除部分腱鞘减压。术后及时进行关节活动度练习：活动掌指关节、指间关节，注意伤口避免牵拉。伤口渗出及时通知医生更换敷料。向患者及家属讲解康复训练重要性，循序渐进以免影响疾病恢复。

第五章　下肢常见运动创伤及其杵针治疗

第一节　股四头肌损伤
（羽毛球、短跑、跳远、击剑运动）

一、概述

（一）定义

股四头肌由股直肌、股中肌、股外肌和股内肌组成。股四头肌的功能是使小腿伸、大腿伸和屈，伸膝（关节）屈髋（关节），并维持人体直立姿势。起点：股直肌起自髂前下棘，股中肌起自股骨体前侧，股外肌起自股骨粗线外侧唇，股内肌起自股骨粗线内侧唇止点，四个头形成一条肌腱，环绕髌骨，向下形成髌韧带止于胫骨粗隆。

股四头肌损伤：指股四头肌遭受直接暴力打击而致的挫伤，以及因扭捩所致的肌纤维撕裂伤，重者可致肌肉完全撕裂，多见于运动员、中老年患者。

（二）病因病机

本病多因股四头肌遭受打击、碰撞等刺激而猛烈收缩，或被过度牵拉所致，如膝关节半屈曲位，突然强烈收缩股四头肌，引起股四头肌的全部肌腱或部分肌腱断裂伤，而以股直肌腱断裂较多见。当膝关节伸最后 30° ～60° 时股四头肌用力收缩并受到阻力，可使股直肌在髌骨上缘或肌腱中部断裂。损伤轻者，形成较小的血肿或粘连，经治疗可使瘀肿消散，粘连松解；损伤重者，组织广泛出血，形成大的血肿，血肿机化或钙化，导致骨化性肌炎的发生。

（三）临床特征

股四头肌肌肉断裂，断裂部位多发生在肌四头肌的肌腹，有时发生在肌腱与骨附着部，很少在肌肉与肌腱的联合部。伤后出现局部肿痛，肌肉收缩无力、肌肉萎缩等。

二、诊断检查

（1）有明显外伤史，临床多见于运动员。

（2）伤后局部疼痛，髋、膝关节屈伸活动受限制。若肌腱断裂，疼痛剧烈，行走困难或者跛行，膝关节主动伸直功能丧失。

（3）检查可见伤处肿胀或皮下瘀斑、压痛明显。肌腱断裂者，可触到明显凹陷，血肿较大者，触之有波动感。抗阻力伸膝试验（病人仰卧于检查床上，伤肢抬起屈膝；术者一手托腘窝部，另手按压于踝关节上方，嘱病人用力伸直膝关节；伤处疼痛加重或伸膝无力）阳性。

（4）X 线检查血肿较大者，晚期可有钙化阴影。早期 X 线检查，可排除髌骨骨折。

常发生在肌肉活动过多或静态姿势下肌肉持久紧张的部位。可分为急、慢性两类。临床表现为肌肉无力、劳累、酸痛、局部压痛、活动范围受限、劳动能力下降，而出现持续性疼痛、酸胀、肌肉硬结、功能障碍等。

三、中医辨证

（1）血瘀气滞证：突然强力收缩或直接暴力撞击致伤。局部疼痛，肿胀，瘀斑，压痛。舌暗红，脉弦。

（2）瘀热阻络证：损伤后局部肌肉僵硬，关节僵直，有条索结节，或灼热红肿，活动后肌肉疼痛加重。舌质红，脉弦数。

（3）气血虚损证：股四头肌萎缩，伸膝无力，劳累后肌肉酸痛，面色苍白，少气懒言。舌淡，脉细无力。杵针治疗宜补气血，壮筋骨。

四、杵针治疗

（一）血瘀气滞证

【治法】活血祛瘀，消肿止痛。

【部位】令患者身心放松仰卧位，膝关节下部垫薄枕。髋关节周围、膝关节周围。

【处方】血海八阵。

【手法】分理、运转、开阖。

【操作】针具选取七曜混元杵、五星三台杵、金刚杵。

（1）用七曜混元杵平行的七个钝爪的一头，于大腿前侧先上下推退、后左右分理手法 2 分钟，以皮肤微红为度；此步骤注意事项：手腕放松，采用握笔式握住杵针远端，针头与皮肤保持 45° ~ 60° 。角实行斜杵操作法。

（2）继续用七曜混元杵平行的七个钝爪的一头于施术部位反复点叩手法，形如雀啄食，随迎足阳明胃经路径。操作开始 3 ~ 5 分钟点叩频率快（约 180 次 / 分），压力小，操作 6 ~ 10 分钟或者局部皮肤出现微微潮红温暖时，即可使点叩频率放慢（约 80 次 / 分），加大压力，使红痧进一步透出；此步骤注意事项：操作时手法轻快灵活，循序渐进，以防损伤皮肤。

（3）用五星三台杵梅花形五脚的一头随迎补泻，此步骤注意事项同（2）。

（4）用金刚杵圆弧形的一头于施术部位作从内向外，再从外向内（太极运转）的运转手法 2 ~ 3 分钟，运转手法速度需放慢，再用金刚杵的圆弧形的一头做滚揉行杵法，此步骤注意事项：采用直握针身，斜杵行针，力度较前三个步骤可稍重，约 30 ~ 35 次 / 分。

（5）最后作七曜混元杵一上一下的上推下退的升降补泻 2 ~ 3 分钟即可。

【时间及疗程】一般施术 20 ~ 30 分钟，还可据病情酌情增减治疗时间。每日做 1 次，如施术部位皮肤疼痛较重，可隔日做 1 次，10 次为 1 个疗程。可连续施术 2 ~ 3 个疗程。疗程间隔 2 ~ 3 天。

【方义】血海八阵即以血海穴为中心，到箕门的距离为半径排布的八阵穴。血海穴和血有着密切的关系，血海穴属于足太阴脾经，屈膝时位于大腿内侧，髌底内侧上 2 寸，股四头肌内侧头的隆起处，是治疗血证的要穴，具有活血化瘀，补血养血，引血归经之功效。

【加减】伏兔八阵。

（二）瘀热阻络证

【主症】懒言少语、四肢酸软无力。

【治法】活血散瘀，清热解毒。

【处方】循足少阳胆经行泻法。

【操作】先以七曜混合杵行胆经升降、分理，再以金钢杵行阳陵泉、膝阳关、中渎、风市、环跳、居髎，开合疏泻，转重适宜，随迎患者呼吸节律。

【时间及疗程】20 分钟 / 次，3 次 / 周，2 周 1 个疗程。

（三）气血虚损证

【主症】肌肉酸痛，四肢麻木无力。

【治法】补气血，壮筋骨。

【处方】气海八阵、血海八阵。

【操作】取气海八阵、血海八阵，配以三阴交、足三里二穴，依次施用七曜混元杵、五星三台杵、金刚杵行分理、点扣、开阖、随迎运转、平补平泻。

【时间及疗程】30 分钟 / 次，5 次 / 周，4 周 1 个疗程。

【功能恢复】早期疼痛减轻后可主动地进行股四头肌功能锻炼，如直腿抬高留住，后期加强患肢远近端的关节活动，以促进功能恢复。

五、护理重点

伤后 24 小时以内采取冷敷，抬高伤肢，制动休息，加压包扎。全层肌肉断裂应早诊断早期手术缝合。康复期进行适当运动如膝关节屈伸，负重，抗阻肌力练习、步态训练。心理护理积极鼓励患者提高信心主动参与。运动量不宜过大，护士应做好解释工作，询问当日及次日晨患者反应及时调整训练方案。防止肌肉再次拉伤。

第二节　腘绳肌损伤（跑步、跨栏运动）

一、概述

（一）定义

腘绳肌是一组肌群而不是单独一块肌肉，由半腱肌、半膜肌和股二头肌三块肌肉组成。这些肌肉共同的起点为骨盆的坐骨结节。其中股二头肌由两部分组成，从名字上来看知道它有两个头，除起自坐骨结节的一个头外，另一个头起点在股骨上，位置偏外下方向。有时候大收肌后方的部分肌肉也被认为是腘绳肌的一部分，原因是它同组成腘绳肌的其他肌肉常联合在一起。所有的这些肌肉均跨越膝关节，半腱肌和半膜肌向下止于胫骨内侧，而股二头肌止于膝关节外侧的腓骨头。它收缩的主要功能就是屈膝和后伸髋关节，是维持膝关节稳定性，尤其是防止胫骨过度前向错动的重要动力性稳定结构。运动员易发生腘绳肌的扭伤、撕裂等形式的损伤。

腘绳肌撕裂或者腘绳肌损伤简单地说就是一组或多组腘绳肌肌肉出现损伤。腘绳肌与其相拮抗的肌群——股四头肌（大腿前方的肌群）相比是较弱的。如果腘绳肌的肌力不足股四头肌的60%，股四头肌的过分用力就极易造成腘绳肌损伤。损伤后，每当腘绳肌突然剧烈地收缩时，就会在大腿后方引起突发、剧烈的疼痛。

急性腘绳肌损伤，在跑步和跨栏运动中十分常见。而同样常见于短速跑较多的运动，如足球和橄榄球运动。

（二）病因病机

本病多因极度屈髋、伸膝，腘绳肌被过度牵拉所致。腘绳肌损伤的好发部位，在坐骨结节、腓骨小头及胫骨近端内侧面的腘绳肌附着点、肌肉与肌腱移行处，部分或全部撕裂。日久，可产生局部粘连和肌腱炎性改变。

（三）临床表现

本病多有腘绳肌被过度牵拉的损伤史。伤前多有大腿后侧肌群发紧或痛感；伤时常能闻及撕裂声。轻伤，疼痛仅限于损伤局部，行走时疼痛不明显，重复损伤动作时疼痛加重；重伤，疼痛剧烈，肿胀明显，步行困难，有时疼痛向周围扩散。

二、诊断检查

检查病人俯卧位，小腿垫高，使膝关节呈半屈位。术者立于伤侧进行观察和触摸，可发现大腿后侧肿胀或皮下瘀血斑，伤处压痛明显、肌腱紧缩、变硬或钝厚，有时可触及硬结。完全断裂者，可摸到膨大的断端与凹陷。直腿抬高或抗阻力屈膝试验阳性。

三、中医辨证

（1）血瘀气滞证：多为急性损伤后出现，局部轻度肿痛，刺痛，压痛固定不移，动则痛甚关节活动不利。舌暗或有瘀点，脉弦或有沉涩。

（2）寒湿痹阻证：大腿后侧部隐痛，疼痛遇天气转变加剧，关节屈伸不利，伴麻木，喜热畏寒。舌淡苔白，脉弦滑。

（3）湿热阻络证：大腿后侧部重坠，局部肿胀股四头肌萎缩，伸膝无力，劳累后肌肉酸痛，面色苍白，少气懒言。舌淡，脉细无力。

四、杵针治疗

（一）血瘀气滞证

【治法】活血化瘀，消肿止痛。

【处方】殷门八阵。

【手法】运转、开阖、分理。

【操作】七曜混元杵、五星三台杵、金刚杵。

（1）令患者身心放松仰卧位，膝关节下部垫薄枕。用七曜混元杵平行的七个钝爪的一头于大腿后侧膀胱经先上下推退、后左右分理手法2分钟，以皮肤微红为度；此步骤注意事项：手腕放松，采用握笔式握住杵针远端，针头与皮肤保持45° ~ 60° 角实行斜杵操作法。

（2）继续用七曜混元杵平行的七个钝爪的一头于施术部位反复点叩手法，形如雀啄食，操作开始3 ~ 5分钟点叩频率快（约180次/分），压力小，操作6 ~ 10分钟或者局部皮肤出现微微潮红温暖时，即可使点叩频率放慢（约80次/分），加大压力，使红痧进一步透出；此步骤注意事项：操作时手法轻快灵活，循序渐进，以防损伤皮肤。

（3）用五星三台杵梅花形五脚的一头操作同（2）；此步骤注意事项同（2）。

（4）用金刚杵圆弧形的一头于施术部位作从内向外，再从外向内（太极运转）的运转手法 2 ~ 3 分钟，运转手法速度需放慢，再用金刚杵的圆弧形的一头做滚揉行杵法，此步骤注意事项：采用直握针身，斜杵行针，力度较前三个步骤可稍重，约 30 ~ 35 次 / 分。

（5）最后作七曜混元杵一上一下的上推下退的迎随补泻 2 ~ 3 分钟即可。

【时间及疗程】一般施术 20 ~ 30 分钟，还可据病情酌情增减治疗时间。每日做 1 次，如施术部位皮肤疼痛较重，可隔日做 1 次，10 次为 1 个疗程。可连续施术 2 ~ 3 个疗程。疗程间隔 2 ~ 3 天。

【方义】殷门八阵即以足太阳膀胱经殷门穴上至承扶下达委中附近为半径排布的八阵穴，以行气、活血、疏通经络。

【加减】伴有行走困难、情绪抑郁者取背俞穴调理、逍遥丸加减。

（二）寒湿痹阻证

【治法】驱寒除湿，祛风通络。

【处方】循足太阳膀胱经、足太阳脾经随迎补泻。

【手法】升降、开阖、点扣。

【操作】选用七曜混元杵、金刚杵，循足太阳膀胱经气海俞至昆仑段，足太阴脾经箕门至三阴交段平补平泻，手法柔和轻缓，以皮肤腠理温热潮红为度。

【时间及疗程】30 分钟 / 次，3 次 / 周，4 周 1 个疗程。

【加减】海桐皮汤熏洗泡脚。

（三）湿热阻络证

【治法】补气活血，壮筋骨。

【处方】命门八阵，循足太阳膀胱经行背俞穴调理。

【手法】升降、开阖、运转。

【操作】选用七曜混元杵、五星三台杵、金刚杵循督脉、足太阳膀胱经行背俞穴升降疏理经络，开阖镇痛，运转命门八阵，强肾固体。

【时间及疗程】30 分钟 / 次，5 次 / 周，2 周为 1 个疗程。

【加减】肾着汤加减。

【功能恢复】早期疼痛减轻后可主动地进行股二头肌功能锻炼，髋关节、膝关节屈伸抗阻如直腿抬高，训练后期加强患肢远近端的关节活动，以促进功能恢复。

第三节　膝关节半月板损伤（大球、冰球、越野滑雪、摔跤、柔道运动）

膝关节是人体关节中最大、结构复杂、活动频率最高的关节，因此也是个人进行身体活动时，最易受伤的关节之一。运动创伤是大多数膝关节损伤的本质，多发生于运动中的跳跃、膝关节剪切力和旋转。更为严重的是，因创伤引起的膝关节损伤，可以发展为创伤性骨关节炎。在膝关节损伤的患者中，56.8% 的损伤有成为终身性膝关节骨关节炎的风险，导致参与体育活动的能力受限。半月板具有传导载荷、吸收震荡、维持稳定、协助润滑关节以及感受本体感觉等功能。故在体育运动及日常生活中容易发生急性损伤和慢性损伤，半月板的损伤可导致运动能力极大下降，运动锻炼不能正常进行，甚至提前结束运动生涯。因此，膝关节半月板的损伤及其预防引起骨科及康复科临床医学、医务科研工作者、教练员和运动员的广泛关注。

一、概述

（一）定义

膝关节半月板损伤是一种以膝关节局限性疼痛，部分患者有打软腿或膝关节交锁现象，股四头肌萎缩，膝关节间隙固定的局限性压痛为主要表现的疾病。半月板损伤多由扭转外力引起，当一腿承重，小腿固定在半屈曲、外展位时，身体及股部猛然内旋，内侧半月板在股骨髁与胫骨之间受到旋转压力，而致半月板撕裂。

（二）病理生理

大球、冰球、越野滑雪、摔跤、柔道等项目的运动员在运动中极易发生半月板损伤。半月板损伤的机制在于膝关节运动中引起的半月板的矛盾运动（矛盾性）以及膝关节运动中的突然变化（突然性）。膝关节的各种运动使半月板不断承受着传承载荷的垂直压力，向周缘移位的水平拉力和旋转时的剪式应力。当膝关节在屈曲 135° 左右强力外翻或内翻、旋内或旋外，半月板的上面因粘住股骨踝部随之活动，下面与胫骨平台之间形式旋转摩擦剪力。若动作突然，力量很大，关节面之间对半月板的压力也加大。当旋转、碾挫力量超过了半月板所承受的极限时，即可引起半月板的损伤。如篮球运动员的转身跳跃、铁饼运动员的旋转动作都是在瞬间完成，具有强大的爆发力，易导致半月板的损伤；如足球运动中队员踢球时脚踢空，造成腿的突然过伸，半月板被挤于股骨与胫骨髁之间，或在两角之间形成反向牵拉，造成横裂或前角撕裂；另外在踢球时脚突然出现伸屈、旋转加外翻，内侧半月板被拉向中央，被凸出的股骨内踝所压榨，当膝关节继续伸直时，可造成纵裂或边缘撕裂；又如举重起身时，两膝外翻同时并膝，也易导致半月板损伤。但也有部分病例无明显外伤史，可能与半月板长期反复磨损或微小创伤有关。

膝关节半月板损伤的患者多有膝关节突然旋转，或跳跃落地时扭伤史，或有多次膝关节扭伤肿痛史。患者一般主诉关节一侧痛或后方痛，位置较固定。股四头肌力减弱，膝关节控制乏力。上楼时会发生突然伸直障碍。经别人或自己将患肢旋转摇摆后，突然弹响或弹跳，即可恢复。查体可见股四头肌萎缩，关节间隙压痛，压痛点较之局限固定。膝关节过伸过屈实验即可引起疼痛；多有膝关节内侧或外侧间隙压痛，如有积液，则关节肿胀，浮髌实验阳性，研磨试验阳性，半月板重力试验阳性。膝关节 MRI 检查可提供影像学依据及具体损伤分度。

（三）临床特征

多数有明显外伤史。急性期膝关节有明显疼痛、肿胀和积液，关节屈伸活动障碍。急性期过后，肿胀和积液可自行消退，但活动时关节仍有疼痛，尤以上下楼、上下坡、下蹲起立、跑、跳等动作时疼痛更明显，严重者可跛行或屈伸功能障碍，部分病人有关节交锁现象，或在膝关节屈伸时有弹响。

二、诊断检查

（1）青少年和成年人多见，常有膝关节扭伤史；中老年人多无明显的暴力致伤史，以半月板组织退变为主。

（2）症状：膝关节有不同程度肿胀，内侧或外侧关节隙有固定痛点。伤膝功能受限，部分患者有关节弹响、打软腿和交锁症状；中老年患者常诉及膝关节屈曲位负重关节痛，或下蹲关节痛，或无明显诱因出现关节屈伸不适感，膝关节内侧或外侧局部酸痛感。

（3）体征：膝关节肿胀，膝内侧或外侧关节间隙压痛及突出；积液诱发试验或 / 和浮髌试验阳性；麦氏征、摇摆试验阳性，鸭步试验阳性，股四头肌萎缩。

（4）影像学所见与临床表现基本相符合。

三、中医辨证

膝关节半月板损伤属于中医“伤筋”“骨痹”范畴，中医认为肝藏血主筋骨，肾主骨生髓，肝肾同源，筋骨相连。患处受伤后气滞血瘀或阻于肌肉，或留于筋骨，“气伤痛，形伤肿”（《素问·阴阳应象大论》），久瘀而化热导致局部疼痛肿胀，筋骨失养挛缩导致膝关节不稳，屈伸不利。膝关节半月板损伤临床常见证型：

（1）气滞血瘀证：膝关节疼痛肿胀明显，关节交锁不易解脱，局部压痛明显，动则痛甚，舌质暗红或有瘀斑，舌苔薄白，脉弦或弦涩。

（2）痰湿阻滞证：损伤日久或手术后膝关节肿胀明显，酸痛乏力，屈伸受限，舌淡胖，苔腻，脉滑濡。

（3）肝肾亏虚证：无明显的外伤史，或轻微扭伤，肿痛较轻，静时反痛，或损伤日久，肌肉萎缩，膝软无力，弹响交锁频作。舌质红或淡，舌苔少，脉细或细数。

四、杵针治疗

（一）气滞血瘀证

【主症】膝关节疼痛肿胀明显，关节交锁不易解脱，局部压痛明显，动则痛甚。舌质暗红或有瘀斑，舌苔薄白，脉弦或弦涩。

【治法】活血化瘀，行气止痛。

【处方】以犊鼻、梁丘、阳陵泉、膝阳关、曲泉、阴陵泉等局部取穴为主，痛处阿是穴、足三里为八阵穴。

【手法】杵针用泻法或平补平泻法。

【操作】先取阿是穴八阵，用泻法依次施用点叩手法 4 ~ 7 分钟、运转手法 6 分钟、开阖手法一个循环；再取足三里八阵，用平补平泻法依次施用分理手法、运转手法 4 ~ 7 分钟、开阖手法一个循环；最后膈俞、血海、合谷、太冲以平补平泻法点叩 3 分钟。

【时间及疗程】治疗时间共 4 周，第 1 周每日 1 次，1 次 30 分钟，每周 5 次，每周连续治疗 5 天，休息 2 天；第 2 周间隔 1 天治疗 1 次，

1次30分钟，共治疗3次，休息2天；第3周间隔2天治疗1次，共治疗2次；第4周隔3天1次，共1次。每日治疗30分钟。

【方义】膝关节半月板损伤取穴多在局部，以达到行气血通经络的作用，故取足三里八阵、犊鼻、梁丘、阳陵泉、膝阳关、曲泉、阴陵泉以行气活血，疏通经络。

【加减】可取穴膈俞、血海、合谷、太冲，以疏肝理气，活血化瘀。

（二）痰湿阻滞证

【主症】损伤日久或手术后膝关节肿胀明显，酸痛乏力，屈伸受限。舌淡胖，苔腻，脉滑濡。

【治法】健脾祛湿，化痰通络。

【处方】以犊鼻、梁丘、阳陵泉、膝阳关、曲泉、阴陵泉等局部取穴为主，足三里、痛处阿是穴为八阵穴。

【操作】先取阿是穴八阵用泻法依次施用点叩手法4～7分钟、运转手法6分钟、开阖手法一个循环；再取足三里八阵用平补平泻法依次施用分理手法、运转手法4～7分钟、开阖手法一个循环；最后足三里、脾俞、胃俞、丰隆、三阴交、阴陵泉以平补平泻法点叩3分钟。

【时间及疗程】治疗时间共4周，第1周每日1次，1次30分钟，每周5次，每周连续治疗5天，休息2天；第2周间隔1天治疗1次，1次30分钟，共治疗3次，休息2天；第3周间隔2天治疗1次，共治疗2次；第4周隔3天1次，共1次。每日治疗30分钟。

【方义】膝关节半月板损伤取穴多在局部，以达到行气血、通经络的作用，故取足三里八阵、犊鼻、梁丘、阳陵泉、膝阳关、曲泉、阴陵泉以行气活血，疏通经络。

【加减】可加足三里、脾俞、胃俞、丰隆、三阴交，以健脾利湿，化痰通络。

（三）肝肾亏虚证

【主症】无明显的外伤史，或轻微扭伤，肿痛较轻，静时反痛，或损伤日久，肌肉萎缩，膝软无力，弹响交锁频作。舌质红或淡，舌苔少，脉细或细数。

【治法】滋补肝肾，强壮筋骨。

【处方】以犊鼻、梁丘、阳陵泉、膝阳关、曲泉、阴陵泉等局部取穴为主，足三里、痛处阿是穴为八阵穴。

【操作】先取阿是穴八阵用泻法依次施用点叩手法 4 ~ 7 分钟、运转手法 6 分钟、开阖手法一个循环；再取足三里八阵用平补平泻法依次施用分理手法、运转手法 4 ~ 7 分钟、开阖手法一个循环；最后命门八阵、关元、肝俞、肾俞、太溪、大钟以补法点叩 3 分钟，可加灸法。

【时间及疗程】治疗时间共 4 周，第 1 周每日 1 次，1 次 30 分钟，每周 5 次，每周连续治疗 5 天，休息 2 天；第 2 周间隔 1 天治疗 1 次，1 次 30 分钟，共治疗 3 次，休息 2 天；第 3 周间隔 2 天治疗 1 次，共治疗 2 次；第 4 周隔 3 天 1 次，共 1 次。每日治疗 30 分钟。

【方义】膝关节半月板损伤取穴多在局部，以达到行气血、通经络的作用，故取足三里八阵、犊鼻、梁丘、阳陵泉、膝阳关、曲泉、阴陵泉以行气活血，疏通经络。

【加减】可取穴命门八阵、关元、肝俞、肾俞、太溪、大钟，以补益肝肾，养血荣筋。

五、护理重点

早期冰敷。固定膝关节。观察肿胀程度。如损伤严重及时手术治疗。在进行治疗同时进行康复指导，制定康复护理计划，调动战胜伤病的积极性，配合完成康复内容。循序渐进先健侧后患侧，由被动运动到主动运动，做体育锻炼时应做好准备工作，待关节温热，反应灵活之后再开始运动。促进积液消退，促进组织水肿消退。通过训练防止肌肉萎缩。为了避免膝部外伤，平时可戴上护膝以预防意外，保持膝关节屈伸功能正常。加强股四头肌的功能锻炼，如徒手锻炼和负重锻炼等，可提高关节的稳定性能。饮食上少食油腻，多食蔬菜水果及粗粮。

第四节　膝关节侧副韧带损伤（大球、冰球、越野、滑雪、摔跤、柔道运动）

一、概述

（一）定义

膝关节的内侧及外侧各有坚强的副韧带附着，是膝关节组织的主要支柱。内（胫）侧副韧带起于股骨内髁结节，止于胫骨内髁的侧面，其浅层是一条上窄下宽呈扇形坚韧的宽带，深层是关节囊的增厚部分，与内侧半月板相连。其前缘与股四头肌扩张部分和韧带相接，后缘与关节囊相连。它的主要作用是防止膝外翻，同时还具有限制膝关节外旋的作用。外（腓）侧副韧带起于股骨的外髁结节，止于腓骨小头，呈条索状，韧带与外侧半月板之间有肌腱和滑液囊相隔，其主要作用是防止膝内翻。屈膝时侧副韧带较松弛，使膝关节有轻度的内收、外展和旋转活动；伸膝时侧副韧带较紧张，膝关节无侧向和旋转运动。

膝关节侧副韧带损伤，有部分和完全性损伤之分。内侧副韧带损伤较常见，若与交叉韧带损伤和半月板损伤同时发生时，则称为关节损伤三联征。

膝关节内、外侧副韧带损伤，中医分别称之为“虎眼里缝伤筋”（内侧副韧带损伤）、“虎眼外缝伤筋”（外侧副韧带损伤）。

（二）流行病学

目前我国暂无相关流行病学资料。

（三）病理生理

膝关节轻度屈曲时，膝或腿部外侧受到暴力打击或重物压迫，迫使膝关节作过度的外翻动作时，可使膝内侧间隙拉宽，内侧副韧带发生扭伤或断裂。如为强大的旋转暴力，则易合并内侧半月板或前交叉韧带的损伤，其病理变化分为韧带扭伤，部分断裂或完全断裂。在少见的情况下，外力迫使膝关节过度内翻，可发生外侧副韧带的损伤或断裂。若暴力强大，损伤严重，可伴有关节囊的撕裂，腘绳肌及腓总神经的损伤。

（四）临床特征

膝关节内侧副韧带损伤后，膝关节呈半屈曲位 135° 左右，主动、被动活动都不能伸或屈曲，局部肿胀，皮下瘀血，继而出现广泛性的膝及膝下部位的瘀斑，压痛明显。内侧损伤时，压痛点在股骨内上髁；外侧损伤时，压痛点在腓骨小头或股骨外上髁。若合并半月板损伤，膝出现交锁痛。如合并半月板和前交叉韧带或胫骨棘之撕脱骨折伤，则膝部严重损伤，亦即是“膝关节损伤三联征”。膝关节侧向试验检查有重要意义。膝外侧副韧带损伤不合并外侧半月板损伤，而易合并腓总神经损伤，临床可见足下垂及小腿外下 1/3 及足背皮肤外侧感觉障碍。

X 线摄片检查：患膝的内侧（或外侧）在局麻后置双关节于外翻（或内翻）位，作 X 线正位摄片，可发现韧带损伤处关节间隙增宽，若有骨折撕脱者可在膝关节内见有骨碎片。

二、诊断检查

（1）多发生于体力劳动中工伤及体育运动伤。有小腿急骤外展或内收的外伤史。受伤时可听到韧带断裂的响声，很快便因剧烈疼痛而不能继续运动。膝关节内侧或外侧副韧带处肿胀疼痛，膝关节功能障碍，膝关节呈半屈曲位。若有腓总神经损伤者，可伴有足下垂。

（2）膝关节内外侧副韧带处有固定压痛点，由于损伤部位不同，压痛点可位于副韧带的起点或止点。内侧副韧带损伤时，压痛点常在股骨内上髁或胫骨内髁的下缘处；外侧副韧带损伤时，压痛点在股骨外上髁或腓骨小头处。压痛点位于韧带中部者，可用内收外展试验（侧方应力试验）与半月板破裂，鉴别。若侧副韧带破裂，可在破裂处触及一裂隙。

（3）线片的外翻（或内翻）位见关节间隙增宽。MRI 可显示韧带的情况，还可发现合并的韧带、半月板和软骨等损伤。

三、常规治疗

针对急性损伤部分断裂：用膝支具或者长腿管型石膏固定，1 周后可带石膏下地行走，4 ~ 6 周后去除固定，练习膝关节屈伸活动，注意锻炼股四头肌。急性损伤完全断裂：应急诊手术修复断裂的韧带，术后用数字卡盘调节式膝支具固定 4 ~ 6 周。术中如发现合并有交叉韧带、半月板和软骨损伤，要同时处理。

陈旧性损伤：陈旧性侧副韧带断裂如果影响膝关节稳定，应采用自体组织、异体肌腱或人工材料重建侧副韧带，疗效较满意。

损伤轻者及术后应尽快进行康复训练，使运动员尽早恢复，重返训练、比赛。做股四头肌的功能锻炼，以防止肌肉萎缩和软组织粘连。膝关节的功能锻炼对于消除关节积液有好处。后期或手术后患者，膝关节功能未完全恢复者，可做膝关节伸屈运动及肌力锻炼，如蹬车，或各种导引的功能疗法。

四、中医辨证

该病实为本虚标实之证，其本是肝肾亏虚、筋骨失养所致，肝肾亏虚为根本，湿邪、瘀血为标，故治当以补益肝肾、强筋壮骨为主，活血化瘀、除湿通络止痛为辅。膝关节侧副韧带损伤主要分为以下三型：

（1）瘀血阻络证：伤后肿胀严重，剧烈疼痛，皮下瘀斑，膝关节松弛，屈伸障碍。舌暗瘀斑，脉弦或涩。治宜活血化瘀，消肿止痛。

（2）筋脉失养证：伤后迁延，肿胀未消，钝痛酸痛，喜揉喜按，肌肉萎缩，膝软无力上下台阶有错落感。舌淡无苔，脉细。治宜养血壮筋。

（3）湿阻筋络证：伤后日久，肿胀反复，时轻时重，酸楚胀痛，或见筋粗筋结，屈伸不利。舌淡胖，苔白滑，脉沉弦或滑。治宜除湿通络。

五、杵针治疗

【治则】虚则补之，实则泻之，菀陈则除之。

【治法】瘀血阻络证：活血化瘀，消肿止痛；筋脉失养证：养血壮筋；湿阻筋络证：除湿通络。

【处方及辨证加减】以局部取穴与循经取穴为主，血海、梁丘、阳陵泉、膝阳关、曲泉、阴陵泉。痛处阿是穴为八阵穴。瘀血阻络证加用阿是穴刺络放血、膈俞等；筋脉失养证加用足三里、三阴交、肝俞等；湿阻筋络证加用丰隆、脾俞等。

【操作】首先使用七曜混元杵在膝关节内外两侧进行升降手法操作 3 ~ 4 分钟，持奎星笔以阿是穴八阵穴操作为主，内外八阵分别施行 7 次为 1 个周期，行使 3 ~ 5 个周期，见皮肤潮红为准；再辅以开阖手法在其他穴位进行 1 ~ 2 分钟，最后再用点叩手法进行 3 ~ 5 分钟。必要时并可加灸法，及刺络放血。

【时间及疗程】治疗时间共4周，第1周每日1次，1次30分钟，每周5次，每周连续治疗5天，休息2天；第2周间隔1天治疗1次，1次30分钟，共治疗3次，休息2天；第3周间隔2天治疗1次，共治疗2次；第4周隔3天1次，共1次。每日治疗30分钟。

【方义】膝关节侧副韧带急性损伤血溢脉外或病久失治，瘀血阻络，优先使用阿是穴、膈俞等刺络放血达到活血化瘀，消肿止痛之效。脾胃为后天之本，气血生化之源，肝藏血主筋，筋脉失养证加用足三里、三阴交、肝俞等养血壮筋。又因水湿停留，必先中土不运，故运脾为治湿之本，取之以健运脾胃而化湿浊，湿阻筋络证加用丰隆、脾俞等穴以达除湿通络之效。分部处方，主要是根据病处的经脉循行部位选穴，旨在疏通经脉气血，使营卫调和，病邪无所依附而痹痛遂解。

其中，侧副韧带部分撕裂者，初诊时应予伸屈1次膝关节，以恢复轻微之错位，并可以舒顺筋膜，但手法不可多做，以免加重损伤。而晚期手法，则可解除粘连，恢复关节功能。具体操作是：以内侧副韧带损伤为例，患者仰卧，伤肢伸直并外旋，医者先点按血海、阴陵泉、三阴交等穴。然后在损伤局部及其上下施以揉、摩、擦等法。新鲜损伤肿痛明显者手法宜轻，日后随着肿胀的消退，手法可逐渐加重。

六、护理重点

急性期出现关节肿胀瘀血，应早期冰敷。减轻疼痛，加压包扎固定，使膝关节保持伸直位。观察损伤程度。必要时手术。术前指导拐杖使用，练习股四头肌运动。术后患者抬高促进循环，给予术后止痛药物。依据时间及病人耐受程度进行行走，直腿抬高训练，关节屈曲锻炼和负重练习。

第五节 膝关节脂肪垫损伤（击剑、划艇、篮球、排球、羽毛球运动）

在膝关节髌骨下面，髌韧带与关节囊之间，膝关节的滑膜向后突形成皱襞，称翼状韧带，其中被脂肪组织填充，呈钝三角形，称为脂肪垫。主要作用为加强关节稳定，增加关节弹性和减少摩擦，突然站起身或者横向移动身体时，如果膝关节周围肌肉力量弱、膝关节稳定性较差，就会挤压脂肪垫和滑膜皱襞致使膝内的压力增加，也容易造成脂肪垫等软组织急性损伤或劳损。

一、概述

（一）定义

膝关节脂肪垫炎又称髌下脂肪垫炎，是由于运动、劳损等原因引起膝关节髌下脂肪垫的损伤，使脂肪垫充血、肥厚或无菌性炎症及周围组织粘连，出现相应临床症状。主要表现为膝部疼痛、两膝眼处肿胀。临床上与中医的痹证相兼并存，多发于运动员及膝关节运动较多者，其中女性多于男性。

（二）流行病学

目前我国暂无相关流行病学研究数据。

（三）病理生理

膝部脂肪垫位于股骨髁下部、胫骨髁前上缘和髌韧带之间。脂肪垫由脂肪组织构成，它被关节囊的纤维层与滑膜层分别覆被，呈一钝性的三角形结构。脂肪垫的中央较厚，向两边展开，并逐渐变薄，两侧缘超出髌骨之外约1 cm。脂肪垫处的滑膜有一些翼状突起，其中的髌滑膜壁把脂肪垫固定于股骨。脂肪垫上面凹与半月板相连，下面平坦附着于胫骨，有一部分半月板前角盖住。脂肪垫有充填间隙、润滑关节、加强膝关节的稳定作用。膝关节伸直时，髌骨和脂肪垫一起被股四头肌拉向上方，以避免脂肪垫被嵌夹在股、胫关节面之间，并可防止其摩擦与刺激。本病可发生于急性损伤，如膝关节突然猛烈地过伸或旋转时，脂肪垫未来得及上移，而被嵌夹于股、胫关节面之间，引起急性嵌顿性损伤。若股四头肌力量较弱，肌肉收缩时脂肪垫向上移动不够，在膝关节屈、伸活动时，脂肪垫可受到股胫关节面的挤压，反复的夹挤动作，则造成慢性劳损。或继发于腰、臀部及膝部其他组织损伤，造成膝部动力平衡失调。其主要病理变化为脂肪垫出血、水肿、变性和肥厚，甚至出现钙化，脂肪垫与髌韧带之间的纤维形成粘连，失去弹性，使伸膝活动受到限制。症状表现为自觉膝部疼痛，膝关节完全伸直时疼痛加剧，伴有酸痛无力感，有时膝痛可放射至腘窝疼痛，往往在疲劳以后症状加重，在上下楼梯时疼痛更为明显；髌韧带及两膝眼肿胀明显，膝关节积液较多；若使股四头肌进行收缩，髌韧带紧张，则压痛感会有所减轻。

（四）临床特征

（1）脂肪垫的急性损伤或慢性劳损，膝前部可能发生疼痛。通常的演变过程是由不舒到出现疼痛，由轻微变得严重，休息时减轻，活动时加重，特别是在膝过伸运动或脚尖着地支撑时疼痛更重。个别患者的疼痛可以达到难以忍受的程度，最后出现膝部发软无力，不灵便，以致影响膝关节的功能。

（2）膝部肿胀，当伸膝时两侧膝眼处隆起比较明显（与对侧比较）。早期表现为时现时消，后期可以不再消退，呈持续性肿胀隆起。

（3）触诊时，在髌尖下髌韧带处及其两侧有明显的压痛。但当股四头肌绷紧使髌腱紧张时，压痛就消失，当肌肉放松时复又出现疼痛。同时，在触摸两膝眼处时有皮革样的增厚或呈结节状的感觉。

（4）膝主动或被动地过伸时即疼。患者屈膝，医生用一拇指按压其膝眼，在持续按压下让患者将膝关节慢慢伸直，此时也可以有疼痛加重的现象。

二、诊断检查

（1）髌下脂肪垫部压痛。

（2）脂肪垫挤压试验阳性。

三、中医辨证

病实为本虚标实之证，其本是肝肾亏虚、筋骨失养所致，肝肾亏虚为根本，风寒湿邪为标，故治当以补益肝肾、强筋壮骨为主，活血祛瘀、祛风通络为辅。

四、杵针治疗

（一）行痹

【主症】肢体关节疼痛，游走不定，关节屈伸不利。或在一处疼痛，向远处放射，牵掣麻木，如风行之速。或兼见恶风发热等表证。舌苔薄白或淡黄，脉浮或浮弦。

（二）痛痹

【主症】肢体肌内关节疼痛，痛势较剧，一般痛有定处，遇热痛减，遇寒痛增，局部皮肤有冷感，喜揉按。舌苔薄白，脉浮紧或弦紧。

（三）着痹

【主症】肢体关节酸痛重着，或肿胀，痛有定处，阴雨风冷天气每易发作。舌苔白腻，脉濡缓。

【治法】风寒湿痹：补益肝肾，祛风除湿，散寒止痛。

【处方】以局部取穴与循经取穴为主，痛处阿是穴为八阵穴。犊鼻、梁丘、阳陵泉、膝阳关、曲泉、阴陵泉。行痹加膈俞、血海。痛痹加命门八阵、关元。着痹加足三里、商丘、太溪。

【操作】持奎星笔以足三里八阵穴操作为主，内外八阵分别施行 7 次为 1 个周期，行使 3 ~ 5 个周期，见皮肤潮红为度；再辅以开阖手法在阿是穴或膝眼处进行 1 ~ 2 分钟，最后再用点叩手法进行 3 ~ 5 分钟。

【时间及疗程】治疗时间共 4 周，第 1 周每日 1 次，1 次 30 分钟，每周 5 次，每周连续治疗 5 天，休息 2 天；第 2 周间隔 1 天治疗 1 次，1 次 30 分钟，共治疗 3 次，休息 2 天；第 3 周间隔 2 天治疗 1 次，共治疗 2 次；第 4 周隔 3 天 1 次，共 1 次。每日治疗 30 分钟。

【方义】上述处方是针对膝痹的性质而制订的，如行痹的风胜，取膈俞、血海，有活血养血作用，含血行风自灭之意。着痹取足三里、商丘，是因水湿停留，必中土不运，运脾为治湿之本，取之以健运脾胃而化湿浊。痛痹久延，可致阳气衰惫，取关元、命门八阵以益火之源，振奋阳气而驱散寒邪。分部处方，主要是根据病处的经脉循行部位选穴，旨在疏通经脉气血，使营卫调和，则风寒湿邪无所依附而痹痛遂解。

【加减】足趾关节疼痛者，加太冲、八风、行间、昆仑。

五、护理重点

疼痛发生时取舒适体位。尽量保持关节功能位。患肢制动，冰敷可以帮助缓解疼痛，抬高患肢减轻肿胀。必要时给予止痛药物护理。急性期避免跑步、跳跃等活动。减轻负重，避免爬山等运动，避免穿高跟鞋。按摩髌腱也有助于促进肌腱愈合。可行中医护理技术：塌渍、蜡疗、针灸、推拿、中药熏蒸治疗。物理治疗：低、中、高频电疗，超短波，超声波，偏振红外光，微波治疗。使用髌骨带：可以帮助髌腱分散所承受的压力，缓解疼痛。进行下肢肌力训练和关节活动度康复训练。

第六节　距腓前韧带、跟腓韧带撕裂伤（越野跑及所有跑动的对抗性项目）

踝关节是人体承重的大关节之一，在各种体育运动中均占有重要的地位，踝关节损伤也是常见的运动创伤之一，是体育运动中（尤其是跑动的对抗性项目， 如越野跑、足球、篮球、排球等）最为常见的运动创伤。

一、概述

（一）定义

踝关节外侧副韧带包括距腓后韧带（posterior talofibular ligament，PTFL）、跟腓韧带（calcaneafibular ligament，CFL）、距腓前韧带（anterior talofibular ligament，ATFL）三条韧带。距腓前韧带、跟腓韧带撕裂伤多由间接外力所致。如行走时踏入凹处使踝关节突然内翻、内收，即可损伤外侧副韧带，严重者可合并踝关节骨折。治疗不及时或不彻底，日后会反复扭伤，以致影响关节功能。

（二）病理生理

踝关节内侧为三角韧带，外侧有三条韧带，分别为距腓前韧带、距腓后韧带和跟腓韧带。由于内踝三角韧带较宽厚，增强了外踝阻止距骨外翻的倾向，而外踝的距腓前韧带、跟腓韧带较为薄弱，不能有效地协助内踝阻止距骨内翻，所以踝关节内翻致距腓前韧带、跟腓韧带受伤较多，在越野跑及篮球、足球等跑动的对抗性运动项目中，容易出现距腓前韧带、跟腓韧带的撕裂伤。主要症状表现有：踝关节突然内翻损伤史，伤后踝关节外侧疼痛，局部肿胀，可出现关节血肿，局部出现皮下瘀血，踝关节活动功能明显受限，出现跛行。距腓前韧带、跟腓韧带的解剖位置，压痛点多在外踝下方，如合并有撕脱骨折则压痛多在外踝或踝尖部。内翻痛，即握住患肢前足，被动使足内翻，在踝关节外侧相应损伤的部位疼痛。如内翻运动超出正常范围，外侧关节间隙增宽，距骨在两踝之间旋转角度增大，表示外侧韧带完全断裂，可做强迫内翻试验和踝抽屉试验检查是否韧带完全断裂。对于距腓前韧带、跟腓韧带撕裂伤如在早期未得到正确治疗，则造成韧带松弛，久而久之踝关节外侧失去稳定性，距骨在踝穴容易发生复发性半脱位，严重时可出现创伤性关节炎。因此出现距腓前韧带、跟腓韧带撕裂伤时，应及时进行诊断治疗。

（三）临床特征

（1）急性损伤

踝关节外侧骤然疼痛，尤以走路或活动关节时最为明显，由于损伤处毛细血管破裂，局部皮下可见瘀血，伤后 2 ~ 3 天瘀血青紫尤为明显，患者走路跛行，足部不能负重，足趾不敢着地，根据外伤史、症状、体征诊断不难。临床上注意区分韧带扭伤或者韧带断裂，扭伤肿胀和疼痛大都局限于外踝前下方，断裂肿胀、疼痛较重，内翻时感觉关节活动疼痛加剧，且感到关节不稳定，距骨有异常活动。

（2）陈旧损伤

多因首次外侧副韧带断裂时未获得适当的治疗，使撕脱的韧带、关节囊未能很好地愈合。平时一般工作强度下酸胀不适，阴雨天及受凉后加重，走路时感到踝关节不稳，经常发生足突然内翻扭伤，可造成关节反复的复发性脱位。

二、诊断检查

一般根据病史及特征性的临床表现不难诊断，体格检查可见踝关节抽屉试验（+），可配合应力位X线摄像法：加压照相发现踝穴部扩大或松弛。应双侧对比，急性损伤若因疼痛，肌肉强烈痉挛不能接受检查时，可在腓神经阻滞麻醉下进行。MRI是具有重要意义的辅助检查，可根据撕裂程度进行分级。

三、中医辨证

距腓前韧带、跟腓韧带撕裂伤多数因踝关节扭伤（内翻）造成，踝关节扭伤，中医称为踝部伤筋，是指骨骼周围的皮肤、皮下组织、肌肉、肌腱、筋膜、韧带、腱鞘、关节囊等组织的损伤。祖国医学认为，肢体受暴力损伤，肌肤筋肉受挫是肢体伤于外，气血伤于内，伤气则气滞，伤血则血瘀，滞于肌表则青紫肿痛。《素问·阴阳应象大论》云："气伤痛，形伤肿""气无形，血有形，气为血帅，血随气行，气先伤及于血，或血先伤于气，先痛而后肿为气伤形，先肿而后痛为形伤气，气血两伤，多肿痛并见"，故踝关节扭伤，表现为局部肿胀、瘀斑、疼痛、活动受限。辨证分型：

（1）血瘀气滞证：损伤早期，踝关节疼痛，活动时加剧，局部明显肿胀及皮下瘀斑，关节活动受限。舌红边瘀点，脉弦。

（2）筋脉失养证：损伤后期，关节持续隐痛，轻度肿胀，或可触及硬结，步行欠力。舌淡，苔白，脉弦细。

四、杵针治疗

排除骨折后，经过急性期的紧急处理，如止血、冰敷、固定后，后期局部肿胀、瘀血等基本消失后，可行杵针治疗疏经通络，活血止痛。

【主穴】以局部取穴为主，痛处阿是穴为八阵穴。照海、太溪、解溪、商丘。

（一）血瘀气滞证

【治法】活血祛瘀，消肿止痛。

【处方】主穴基础上加膈俞、血海、大椎八阵、合谷、太冲。

（二）筋脉失养证

【治法】滋补肝肾，养血壮筋。

【处方】主穴基础上加命门八阵、关元、足三里。

【方义】阿是穴八阵，疏通经络气血，舒筋活络止痛。照海穴是八脉交会穴，通阴跷，治下肢痿痹。太溪穴是足少阴原穴，滋阴益肾，壮阳强腰，与解溪穴、商丘穴共治下肢痿痹，脚腕无力等症。

【操作】杵针点叩、升降、开阖、运转、分理，采用平补平泻法。可加用灸法。用奎星笔的杵尖在阿是穴八阵行开阖手法；用五星三台杵的杵尖在阿是穴、解溪、照海、太溪、商丘行点叩手法；用奎星笔的杵尖在照海、太溪、商丘行开阖手法；用奎星笔的杵柄在阿是穴八阵、解溪、太溪、商丘行运转手法。1 次操作时间约 15 ~ 20 分钟。

【时间及疗程】治疗时间共 4 周，第 1 周每日 1 次，1 次 30 分钟，每周 5 次，每周连续治疗 5 天，休息 2 天；第 2 周间隔 1 天治疗 1 次，1 次 30 分钟，共治疗 3 次，休息 2 天；第 3 周间隔 2 天治疗 1 次，共治疗 2 次；第 4 周隔 3 天 1 次，共 1 次。每日治疗 30 分钟。

五、护理重点

患肢制动，早期局部冰敷。必要时手术。行心理护理，监测生命体征，加强对患者神志、生命体征的观察，常规测量体温、心率、呼吸等。采取适当的体位，抬高患肢，减轻肢体肿胀，维持患肢的血液灌注。应早期进行关节和肌肉的主动、被动运动，增加肌肉力量的恢复，促进血液循环。当发现患者因外固定过紧所致肿胀明显伴血运障碍时，应及时通知医生调节夹板、绷带、石膏的松紧。若进行手术治疗，术后应控制感染，加强伤口换药，保证引流通畅和遵医嘱使用有效的抗生素，预防并发症。营养支持。肢体固定和免负重 5 ~ 6 周。持拐训练，屈伸练习。

第七节　踝关节前部撞击综合征（足球运动）

踝关节前部撞击综合征又叫“足球踝”。足球踝多见于足球运动员或体育爱好者。由于足部反复强力背伸活动，使胫骨远端与距骨之间直接相撞，长期刺激导致软组织瘢痕增生以及骨赘形成。

一、概述

（一）定义

踝关节胫骨前唇与距骨颈骨赘之间的相互撞击，将其命名为踝关节前部撞击综合征。由于本病常见于足球爱好者，故也称为足球踝。

（二）流行病学

本病的发病率高低及伤情轻重与训练年限有明显联系，年限越长发病率越商，病情越重。早在 20 世纪 70 年代国外研究者就已经注意到了这个现象并展开研究。P.Vincelellc 等对 744 名运动员的踝关节 X 线片进行了分析，结果认为年龄为 23 岁左右的足球运动员，90% 都存在骨关节病的 X 线改变。J.G.P.Willian 在总结运动创伤问题的时候，认为有 7% 的踝关节损伤会出现撞击性骨疣。1991 年 Massada JL 等对 88 名专业足球运动员的踝关节进行了调查研究，发现右踝和左踝骨疣的发病率分别为 59.1% 和 52.3%，而且病踝都有骨重塑现象。马国川等于 1997 年春训时，对包括国家队在内的 8 支女子足球队进行了“足球踝”流行病学调查，发现踝关节骨关节病发生率为 22%。张新定于 2004 年对 198 名经常参加足球运动的大学生进行调查，发现踝关节骨关节病发病率占 8.94%，而踝关节损伤的高发病率以及损伤的反复性使运动员更容易患此病。

（三）病理生理

踝关节又称距小腿关节，或是距上关节，是由胫骨下关节面和胫、腓骨的内外踝关节面与距骨滑车构成的屈戌关节。关节囊的前后壁薄而松弛，距骨滑车的关节面在形状上前宽后窄。内、外踝在高度上不一致，内踝高于外踝，导致了内翻大于外展，同时踝关节屈时内外翻的幅度小于伸时。病因为踝关节过度跖屈背伸及内外翻损伤韧带、关节囊滑膜、软骨及骨导致踝部疼痛或由于足部反复强力背伸活动，使胫骨远端与距骨之间直接相撞，长期刺激导致软组织瘢痕增生以及骨赘形成。

（四）临床特征

多数有骨性关节炎的临床症状。有的表现为踝关节扭伤后疼痛等症状，迁延不愈，活动后加重，休息后缓解。足球踝的症状以踝关节肿胀、疼痛为主，前方的骨赘可影响踝关节的背伸活动，导致背伸受限及疼痛。

二、诊断检查

1. 病史

患者多为体育爱好者或活动量较大者，常行踝关节反复背伸动作，有的有踝关节扭伤病史。

2. 查体

踝关节肿痛，踝关节背伸受限，且背伸时在关节线前方胫骨远端与距骨颈背侧有明确的撞击痛。

3.X 线检查

可见胫骨远端骨赘形成。Scranton 根据骨赘大小和踝关节受累程度，提出以下分型：Ⅰ型：滑膜撞击，X 线片显示有炎性反应，骨赘小于 3 mm；Ⅱ型：骨软骨反应性骨赘大于 3 mm；Ⅲ型：严重的外生骨赘，可伴或不伴有碎裂，距骨上可见继发性骨赘；Ⅳ型：胫距关节发生骨性关节炎改变。

三、中医辨证

足球踝大多是关节痛胀或关节韧带发炎，隶属于筋伤。筋伤的病因系指引起筋伤的发病因素，因其比较复杂，祖国医学对此论述颇多，如《内经》中分为“坠落”“击仆”“举重用力”“五劳所伤”等。《金匮要略·脏腑经络先后脉证第一》中提出：“千般疢难，不越三条”，即“一者，经络受邪，入脏腑，为内所因也；二者，四肢九窍，血脉相传，壅塞不通，为外皮肤所中也；三者，房室、金刃、虫兽所伤”。故可分为两个证型：

（1）瘀血痛痹证。

（2）劳伤血瘀证。

四、杵针治疗

（一）瘀血痛痹证

【主症】踝痛如刺，痛有定处，痛处拒压，踝痛不能屈伸，动时痛愈增加，静时痛觉缓释，常伴肿胀。

【治法】舒经通络，活血化瘀

【处方】昆仑八阵，太溪八阵。申脉、照海、解溪、足三里。

【手法】泻法。

【操作】持奎星笔采用昆仑八阵穴治疗，先外八阵行使 7 次为 1 周期，行使 3 ~ 5 周期，再内八阵行使 3 ~ 5 周期，最后用奎星笔采取点叩手法在申脉、照海、解溪或足三里处叩击 3 ~ 5 分钟，反复进行，见皮肤潮红后可停止。

【时间及疗程】治疗时间共 4 周，第 1 周每日 1 次，1 次 30 分钟，每周 5 次，每周连续治疗 5 天，休息 2 天；第 2 周间隔 1 天治疗 1 次，1 次 30 分钟，共治疗 3 次，休息 2 天；第 3 周间隔 2 天治疗 1 次，共治疗 2 次；第 4 周隔 3 天 1 次，共 1 次。每日治疗 30 分钟。

【方义】昆仑八阵、太溪八阵用以舒经活络，理气止痛。申脉、照海、解溪等为局部取穴，利用开阖手法有活血通络，通畅气机的作用。辅以远部取足三里穴位，用以健运脾胃而化湿浊，旨在疏通经脉气血。

【加减】寒湿重者，可加阳陵泉、丰隆。

（二）劳伤血瘀证

【主症】有外伤史或长期使用足背伸运动者，踝部疼痛，甚至放射至脚背处，劳累后加重，踝部常伴有僵直或肿胀，活动不利。

【治法】舒经通络，活血止痛

【处方】阿是穴、昆仑八阵、解溪。

【手法】平补平泻法，可加用灸法。

【操作】持五星三台杵在阿是穴区域采用升降手法，反复 3 ~ 5 分钟之后，气血得以畅通，再辅以奎星笔采用开阖手法，刺激阿是穴、解溪等穴 3 ~ 5 分钟，达到舒经通络，活血止痛的效果，最后再持奎星笔采用昆仑八阵手法行使 3 ~ 5 周期，操作均以皮肤潮红为度。

【时间及疗程】治疗时间共 4 周，第 1 周每日 1 次，1 次 30 分钟，每周 5 次，每周连续治疗 5 天，休息 2 天；第 2 周间隔 1 天治疗 1 次，1 次 30 分钟，共治疗 3 次，休息 2 天；第 3 周间隔 2 天治疗 1 次，共治疗 2 次；第 4 周隔 3 天 1 次，共 1 次。每日治疗 30 分钟。

【方义】本证以劳伤日久，血瘀痹阻经络为主，故用昆仑八阵以疏通经络，行气止痛，舒经活络而缓解劳伤。解溪善治疗关节疾病。

五、护理重点

踝关节前外侧肿胀给予冰敷、制动、抬高患肢。踝关节背伸和外翻时疼痛给予非甾体抗炎药。在影像学的指导下，配合医生选择一个部位或多个部位局部封闭和（或）麻醉治疗。对保守治疗无效的患者，采用关节镜下治疗。关节镜手术有创伤小、恢复快、疗效好、术后并发症少等优点，可以明显改善患者踝关节功能，减轻疼痛。注意手术后病情观察及护理。术后麻醉恢复后立即足趾伸曲练习后加强股四头肌练习，术后两周加强踝关节周围肌肉力量训练。术后 4 周酌情参加对抗训练。

第八节　踝关节三角韧带撕裂伤（篮球、足球运动）

一、概述

（一）定义

踝关节三角韧带损伤是因身体失去重心迫使踝关节外旋（胫骨内

旋），即足外展、外翻位的联合动作导致的踝内侧韧带损伤。是一种常见的运动系统损伤性疾病，以踝关节内侧疼痛、肿胀、瘀青、运动能力下降，甚至出现踝关节不稳等为主要临床表现。

（二）流行病学

该病常见于足球、篮球、体操、排球等项目运动员，是运动员的常见病和多发病之一，具有病后难愈的特点。随着相关运动的蓬勃发展，赛场竞争日趋激烈，该病的发病率也随之不断提高。由于该病的长期困扰，严重影响了运动员的技术水平发挥，限制了运动员的运动寿命，对运动员乃至球队造成了不可估量的损失。

（三）病理生理

三角韧带属于复合韧带，呈扇形结构，由浅层和深层组成。浅层由胫舟韧带、胫距后浅韧带、胫跟韧带及胫弹簧韧带组成，其中胫弹簧韧带是浅层中维持关节稳定最主要的部分，位于三角韧带最浅层，连接内踝与跟舟韧带（弹簧韧带）。深层则由胫距前深韧带和胫距后深韧带组成，其中胫距后深韧带是深层乃至整个三角韧带复合体中最坚实的部分。三角韧带对踝关节的稳定具有重要作用，是维持踝内侧稳定的重要结构之一，可有效防止距骨发生外移、外翻及外旋运动。当踝关节受到外翻或者外旋暴力时，三角韧带可自内踝起点或距骨附着点撕脱，多数病例可深、浅层同时断裂，但也可浅层完整，单纯深层撕脱，有的可合并内踝撕脱骨折及下胫腓韧带断裂。如三角韧带与胫腓下关节韧带同时断裂，踝关节内侧间隙增宽，对踝关节稳定性影响更大。

（四）临床特征

主要表现为局部疼痛、肿胀及功能障碍，患肢内踝前部压痛、局部瘀血肿胀、踝关节不稳定等。可有显著畸形，表现为重叠移位或成角，如伴腓总神经损伤，胫前、胫后动脉损伤，胫前区和腓肠肌区张力增加。

二、诊断检查

三角韧带损伤诊断主要依靠影像学检查（B超、X线、MRI检查等）。X线检查是急诊筛查的常用手段，对于运动系统损伤的诊断具有不可替代的作用，若踝穴位X线片提示内踝间隙大于4 mm或应力位X线片上距骨倾斜达6°～10°，需考虑三角韧带损伤的可能性。MRI检查能清晰地发现软组织水肿、缺血及不连续等表现，因此对于韧带急性损伤具有较高的评估价值。

三、中医辨证

本病后期，多有关节疼痛缠绵不愈，中医学认为本病的发生与肝肾亏虚、气滞血瘀、风寒湿阻等有关。机体卫外不固，腠理疏松，营卫不调，或劳累之后，汗出当风，或久居湿处，涉水冒寒，以致风寒湿邪乘虚侵袭，痹阻经络，发为风寒湿痹。由于机体感受风寒湿邪的偏盛不同，可以分为三种痹证。《素问·痹证》："其风气胜者为行痹；寒气胜者为痛痹；湿气胜者为着痹。"辨证多属肝肾亏虚、筋骨失养，属本虚表实之证，治当以补益肝肾、强筋壮骨为主，活血化瘀、祛风通络为辅。

四、杵针治疗

对于有明确的影像学依据或踝关节不稳定临床表现的三角韧带损伤（踝关节内侧青紫肿胀，触诊时内踝下方有空虚感；MRI检查显示三角韧带断裂；踝穴位X线片显示距骨向外侧移位或内踝与距骨间隙增宽大于2 mm；外翻应力位X线片显示距骨向外侧移位，与胫骨关节面夹角大于15°），建议手术治疗。如果将踝关节复位后，踝穴间隙恢复正常，可采用手法加压，使胫腓骨靠近，包扎塑形良好的小腿石膏，10 ~ 14 天待肿胀消退后重新包扎并注意加压，保持胫腓骨正常位置，做好内、外踝塑形，固定 6 ~ 8 周，可得到治愈。

本病后期，辨证多属肝肾亏虚、筋骨失养，属本虚表实之证，治当以补益肝肾、强筋壮骨为主，活血化瘀、祛风通络为辅。

（一）行痹

【主症】肢体关节疼痛，游走不定，关节屈伸不利。或在一处疼痛，向远处放射，牵掣麻木，如风行之速。或兼见恶风发热等表证。舌苔薄白或淡黄，脉浮或浮弦。

（二）痛痹

【主症】肢体肌肉关节疼痛，痛势较剧，一般痛有定处，遇热痛减，遇寒痛增，局部皮肤有冷感、喜揉按。舌苔薄白，脉象浮紧或弦紧。

（三）着痹

【主症】肢体关节酸痛重着，或肿胀，痛有定处，阴雨风冷天气每易发作。舌苔白腻，脉濡缓。

【治法】风寒湿痹：补益肝肾，祛风除湿，散寒止痛。

【处方】以局部取穴与循经取穴为主，痛处阿是穴为八阵穴。阿是穴、解溪、照海、太溪、商丘。

【手法】杵针用平补平泻法，并可加灸法。

【操作】治疗方面，用奎星笔的杵尖在阿是穴八阵行开阖手法 7 ~ 10 分钟；用五星三台杵的杵尖在阿是穴、解溪、照海、太溪、商丘行点叩手法 7 ~ 10 分钟；用奎星笔的杵尖在照海、太溪、商丘行开阖手法 7 ~ 10 分钟；用奎星笔的杵柄在阿是穴八阵、解溪、太溪、商丘行运转手法 7 ~ 10 分钟。

【时间及疗程】治疗时间共 4 周，第 1 周每日 1 次，1 次 30 分钟，每周 5 次，每周连续治疗 5 天，休息 2 天；第 2 周间隔 1 天治疗 1 次，1 次 30 分钟，共治疗 3 次，休息 2 天；第 3 周间隔 2 天治疗 1 次，共治疗 2 次；第 4 周隔 3 天 1 次，共 1 次。每日治疗 30 分钟。

【方义】阿是穴八阵，疏通经络气血，舒筋活络止痛。照海穴是八脉交会穴，通阴跷，治下肢痿痹，太溪穴是足少阴原穴，滋阴益肾，壮阳强腰，与解溪穴、商丘穴共治下肢痿痹，脚腕无力等症。行痹风胜，取膈俞、血海，有养血活血的作用，含血行风自灭之意。着痹取足三里、商丘，是因水湿停留，必先有中土不运，运脾为治湿之本，取之以健运脾胃而化湿浊。痛痹久延，可致阳气衰惫，取关元、命门八阵以益火之源，振奋阳气而驱散寒邪。分部处方，主要是根据病处的经脉循行部位选穴，旨在疏通经脉气血，使营卫调和，则风寒湿邪无所依附而痹痛遂解。

【加减】行痹加俞、血海。痛痹加命门八阵、关元。着痹加足三里。

五、护理重点

急性期应控制出血，减轻急性炎症反应，减轻肿胀、疼痛，预防肌肉和软组织僵硬。RICE 原则，即休息、冰敷、加压包扎、抬高患肢。可局部用超短波微热量、冷热交替浴。也可外敷活血化瘀中药。应持续应用踝周支持带。可进行主被动活动。进行踝周肌肉等长练习以维持肌肉和血管功能。一周后可增加负重、ROM 和肌力练习。使用踝支持带保护关节，如石膏固定。观察局部血循环，防止并发症。慢性损伤期可用高频电、超声、热水浴，按摩、杵针及关节松动术，肌力与平衡训练。

第九节　跟腱损伤（羽毛球、短跨、篮球运动）

一、概述

（一）定义

跟腱是位于小腿后侧的肌腱，是人体中最粗壮有力的肌腱。它长约为 15 cm，由腓肠肌和比目鱼肌向下融合而成，连接于跟骨后侧。跟腱的主要功能为屈小腿与足跖屈。行走时跟腱所承受的负荷可达体重的 3.9 倍，跑步时则可达体重的 7.7 倍，是人类行走、奔跑、攀登等运动不可缺少的组织。在长期过度运动劳损过程中造成跟腱炎，如突然增加锻炼的强度或频率也常会引起跟腱炎，甚至跟腱撕裂、断裂。跟腱炎一般指跟腱急慢性劳损后形成的无菌性炎症。

（二）病因病机

在奔跑时，腓肠肌收缩使足跟抬高，前半足触地，跟腱由于受到反复暴力引起炎症反应即致跟腱炎。

下坡奔跑，因为落地远和加速距离长，前足撞击地面产生的应力比在平地时大得多，而上坡奔跑时，由于足跟比前半足位置低，因此腓肠肌必须做更大的功来抬高足跟。

柔软的鞋跟使足跟在鞋内过度移动，导致后半足不稳定。跟腱止点的不稳定，引起跟腱张力不稳定，增加跟腱撕裂的可能性，如果鞋底过于坚硬，第一跖趾关节不能弯曲，会使跟腱承受更大的张力。跟腱炎的生物力学因素包括过度内旋，足跟着地过远，膝内翻（O 形腿），腘绳肌和腓肠肌僵硬，跟腱张力过大，弓形足以及足跟内翻畸形。

如果患者不顾疼痛继续跑步，炎症会扩散至肌腱，引起退行性变和纤维化，产生持续性疼痛，活动时加剧。当跟腱在短时间内承受的压力过大时，可能会发生劳损、细微挫伤或撕裂，进而出现无菌性炎症。

以下情况易引起跟腱损伤：

（1）运动前调整（身体没活动开或还没有调整好就开始运动，如打篮球、网球等需要频繁地停止、启动以及跳跃的运动，很容易发生跟腱炎）。

（2）锻炼过度。

（3）扁平足：扁平的足弓会增加发生跟腱炎的风险。因在行走时，扁平足会导致跟腱承受额外的压力。

（4）外伤或感染（跟腱附近受了外伤或有感染）。

（三）临床特征

跟腱没有真正意义上的腱鞘，而是由腱周组织（脂肪性间隙组织以分隔肌腱和腱鞘）包绕，跟腱炎早期疼痛主要是由于腱周组织的损伤所致。当患者起床或连续步行时，肌腱在腱周组织内活动增大，故疼痛加重，训练时疼痛也会加重，用手指按压跟腱有压痛。

二、诊断检查

（1）足跟部上方的、内部的疼痛、酸痛、压痛、僵硬，活动后加剧。它可能发生在跟腱的任何区域，痛感通常会在清晨或者剧烈运动后的休息期间发作。

（2）肌腱两段受到挤压时会有强烈疼痛或者压痛。

（3）当病变恶化，肌腱会肿大，在病变区域出现结节。

（4）检查：主动或被动活动踝关节活动受限，提踵试验（+），提小腿三头肌试验（+），X 线影像显示软组织有炎症、水肿、跟腱增厚、无骨折。

三、中医辨证

中医一般认为劳累过度、肾气不足可引起腰脚痛。《类经》注解《素问·痹论》认为："营卫之行涩，而经络时疏，则血气衰之，血气衰之则滞逆亦少，故为不痛。"说明老年人气血衰少，活动减少，可以少发生跟痛。

痹证性跟痛：痹证性跟痛是一种原因未十分明确的跟痛疾病，好发于青年。

肾虚性跟痛：《素问·阴阳应象大论》说："肾生骨髓""在体为骨"。都是说肾主骨生髓，因为肾藏精，精生髓，髓养骨，所以骨的生长、发育、修复均需依赖于肾脏精气的滋养和推动，肾虚跟痛症，则多由肾脏精气亏损，骨的滋养受到影响而致的疾患。

四、杵针治疗

物理治疗是关键。最关键的方法是在膝关节伸直的情况下让腓肠肌伸展，以及在膝关节略弯曲的情况下让比目鱼肌伸展。力量加强训练、超声疗法以及电刺激疗法也都可以被应用于物理治疗之中。消炎药物可以加速痊愈。用一个脚跟抬高器来对局部进行矫形有时可以帮助跟腱的放松。将踝关节固定在自然状态（90°）的夜间夹板可以帮助你防止小腿肌肉的紧绷。在一些严重的情况下，行走时可能需要借助一些器械的帮助来减少跟腱上的张力。

【部位】令患者身心放松，俯卧位，足背下部垫薄枕，小腿三头肌下段、足跟部。

【治法】肾虚性跟痛补益气血、强骨藏精。

【处方】承山八阵、昆仑八阵。

【手法】点叩、开阖、分理。

【操作】（1）用七曜混元杵平行的七个钝爪的一头，于小腿三头肌处先上下推退、后左右分理手法 2 分钟，以皮肤微红为度；此步骤注意事项：手腕放松，采用握笔式握住杵针远端，针头与皮肤保持 45° ~ 60° 角实行斜杵操作法。

（2）继续用七曜混元杵平行的七个钝爪的一头于施术部位反复点叩手法，形如雀啄食，从跟腱到腘窝方向循足太阳膀胱经平补平泻，操作开始 3 ~ 5 分钟点叩频率快（约 180 次 / 分），压力小，操作 6 ~ 10 分钟或者局部皮肤出现微微潮红温暖时，即可使点叩频率放慢（约 80 次 / 分），加大压力，使红痧进一步透出；此步骤注意事项：操作时手法轻快灵活，循序渐进，以防损伤皮肤。

（3）用五星三台杵梅花形五脚的一头点扣、开阖；此步骤注意事项同（2）。

（4）用金刚杵圆弧形的一头于施术部位作从内向外，再从外向内（太极运转）的运转手法 2 ~ 3 分钟，运转手法速度需放慢，再用金刚杵的圆弧形的一头做滚揉行杵法，此步骤注意事项：采用直握针身，斜杵行针，力度较前三个步骤可稍重，约 30 ~ 35 次 / 分。

（5）最后作七曜混元杵一上一下的上推下退的迎随补泻 2 ~ 3 分钟即可。

【时间及疗程】20 ~ 30 分钟 / 次，5 次 / 周，4 周 1 个疗程。

【方义】承山八阵即以承山穴为中心，到委中的距离为半径排布的八阵穴。昆仑八阵即以昆仑穴为中心，到丘墟穴的距离为半径排布的八阵穴。昆仑穴位于脚踝外侧，在外踝顶点与脚跟相连线的中央点。

【加减】河车路至阳至长强段，温补肾阳、强筋壮骨。

五、护理重点

患侧制动，应休息冰敷。心理护理：护士应热情接待、主动与患者进行沟通，进行有针对性的鼓励和安慰，使患者积极配合治疗工作。减轻疼痛，必要时遵医嘱予止痛药物。生活护理：协助生活护理。术前准备：解释，指导患者使用拐杖。皮肤护理：预防术后感染。术后观察患足感觉活动、皮肤温度和末梢血循环情况。抬高患肢 3 ～ 5 天。术前恢复期注意弹跳，避免再次受伤。观察石膏情况询问患者术后感觉，如剧痛、麻木，感觉障碍应通知医生给以石膏减压。术后尽早活动足趾，每天进行等长收缩和等张收缩。1 月后进行中药泡脚及伤口局部按摩防止粘连。下地仍需扶拐杖。术后 3 周去除石膏和支具，此时患者可每天增加活动次数和活动幅度，避免强力牵拉肌腱。保守治疗时延长康复时间。

第十节　足底筋膜炎（马拉松运动）

足底筋膜炎是不正确的运动引起的慢性损伤，如长时间的逛商场、没有热身的登山健身、长期徒步旅行等，很容易引起足底的慢性损伤，从而导致足底筋膜炎。

一、概述

（一）定义

足底筋膜炎是足底的肌腱或者筋膜发生无菌性炎症所致。最常见症状是脚跟的疼痛与不适，压痛点常在足底近足跟处，有时压痛较剧烈，且持续存在。晨起时疼痛感觉明显，行走过度时疼痛感加剧，严重患者甚至站立休息时也有疼痛感。足底筋膜炎是运动引起的慢性损伤，过度训练也可导致跟骨疼痛，有时放射到足掌前面，这种疾病可影响所有年龄段的成人。

（二）流行病学

尽管足底筋膜炎在所有年龄段均可受影响，但发生率在40～60岁之间增高，成年人的足底筋膜炎各年龄段的发病率为30～40岁（22%）、41～50岁（36%）、51～60岁（32%）、61～70岁（2%）、大于70岁（8%）。在一项社区居住的人群调查研究中，6.9%的老年人患有疼痛性足底筋膜炎，影响工作、日常生活、步行和爬楼梯。随着年龄的增加，细胞水平发生的变化可能降低了肌腱和韧带包括足底筋膜的张力、弹性和再生能力，成纤维细胞的活性和增殖能力随年龄增长而降低，从而韧带和肌腱容易断裂，愈合时间较长。

（三）病理生理

足底筋膜炎是位于足底脂肪层深面的带状结缔组织，起自足底跟骨至趾跖关节及趾间关节。分为外侧束、中间束、内侧束，其中内侧束较薄，外侧束较厚，中间束最厚，呈三角形，为足弓提供被动支撑。由于超负荷压力的长期作用，造成足底筋膜的急性或慢性损伤，是引起疼痛的主要原因。另外从结构上有导致足底筋膜不正常拉力之因素，例如扁平足、高弓足、足跟肌腱过短等，长期下来可能因行走时姿势着力不当，引起腰、髋、膝、踝等部位的疼痛。除此之外，先天性足弓异常，比如高弓足或者低弓足患者，较正常足弓更容易患上足底筋膜炎。另外，鞋跟太硬造成对足跟的压迫，也能引起足底筋膜炎。经常穿高跟鞋也会加重足底的损伤。患骨刺的中老年人，由于足底筋膜长时间被骨刺磨损，从而造成慢性损伤性炎症。长期喜爱运动的人，如马拉松运动员、登山运动员等，反复踩地的动作增加了对足底筋膜的刺激。患者承载重量时足跟疼痛，疼痛通常持续数月至数年，尤其是晨起或长时间不活动后。

（四）临床特征

患者承载重量时足跟疼痛，疼痛通常持续数月至数年，尤其是晨起或长时间不活动后，足底筋膜炎最常见的症状就是脚跟的疼痛与不适。一般而言，疼痛在早晨下床时的第一步最为明显，这主要是因为经过一个晚上的休息，足底筋膜不再负重，会处在较为缩短的状态，因而当早晨下床踩地时，会对足底筋膜产生较大较快的牵拉，进而引起疼痛。但在行走一段时间后，足底筋膜会变得较松，因而症状会缓解。但若过度行走，足底筋膜被牵拉的次数渐增，症状又会再现。压痛点常在足底近足跟处，有时压痛较剧烈，且持续存在。导致的疼痛特点为搏动性、灼热性、刺痛性。

二、诊断检查

1.X 线检查

可显示足跟部软组织钙化或跟骨前部产生骨赘，即跟骨骨刺。有无跟骨骨刺的发现对足底筋膜炎的诊断没有帮助。

2. 骨扫描

可显示跟骨的钙摄取增加。

3. 磁共振

可表现为足底腱膜增厚。

三、中医辨证

中医认为筋膜炎，在外是因感受风寒湿邪、外伤劳损等，导致筋膜受损、瘀血凝滞、肌肉痉挛、经络阻闭、气血运行不畅，故辨证为劳伤血瘀证；在内则是因肾气亏损、肝失所养，内外交迫，从而发病，故辨为肝肾亏虚证。故中医在治疗筋膜炎上，一方面修复患处；一方面滋补肾阴、调养机理、行气活血，攻补结合，能达标本兼治之效。

四、杵针治疗

（一）劳伤血瘀

【主症】有外伤史或长期行走登山或鞋脚不适，行之即痛，承重时脚跟疼痛，脚底僵直或疼痛，不可触压，活动时加剧疼痛。

【治法】舒经通络，活血止痛

【处方】昆仑八阵、然谷。

【手法】平补平泻法。

【操作】持五星三台杵（三头处）在足底疼痛区域采用分离手法进行 3 ~ 5 分钟，见皮肤潮红为度，再采取点叩手法（五头处）叩击炎症区域 3 ~ 5 分钟，最后采用奎星笔辅以昆仑八阵穴治疗，在外八阵处行使 7 次为一个周期，行使 3 ~ 5 个周期。

【时间及疗程】治疗时间共 4 周，第 1 周每日 1 次，1 次 30 分钟，每周 5 次，每周连续治疗 5 天，休息 2 天；第 2 周间隔 1 天治疗 1 次，1 次 30 分钟，共治疗 3 次，休息 2 天；第 3 周间隔 2 天治疗 1 次，共治疗 2 次；第 4 周隔 3 天 1 次，共 1 次。每日治疗 30 分钟。

【方义】本证以劳伤日久，血瘀痹阻经络为主，故用昆仑八阵以疏通经络，行气止痛，舒经活络而缓解劳伤。然谷穴属足少阴肾经荥（火）穴，有缓解足跗肿痛等作用。

（二）肝肾亏虚

【主症】底筋膜炎多因肝肾亏虚，气血不和，经筋失养，为风寒湿邪侵袭，或因外伤、劳损等，致使经络气血受阻而成。

【治法】温补肝肾，和络止痛。

【处方】命门八阵、至阳八阵、气海八阵。河车路：命门至长强段。三阴交、足三里。

【手法】平补平泻法。

【操作】持奎星笔在足三里处采取点叩手法，叩击5分钟，见皮肤潮红后再采用开阖手法，进行3 ~ 5分钟，最后辅以命门八阵穴治疗，分别在外中内圈行使7次为1周期，行使3 ~ 4个周期；或采用七曜混元杵在背部两条膀胱经上行使河车路，采取命门到长强段，反复操作，进行10 ~ 15分钟，见皮肤潮红后可停止。

【时间及疗程】治疗时间共4周，第1周每日1次，1次30分钟，每周5次，每周连续治疗5天，休息2天；第2周间隔1天治疗1次，1次30分钟，共治疗3次，休息2天；第3周间隔2天治疗1次，共治疗2次；第4周隔3天1次，共1次。每日治疗30分钟。

【方义】至阳八阵、命门八阵、河车路命门至长强段以调补脾胃，益气养血，温补肾阳，补益肾精。气海八阵能益下元，温补肾中阳气；三阴交为肝脾肾三阴经之交会穴，以养肝血，足三里以资生化之源。诸穴配伍，补益肝肾，则通筋壮骨，痛症自消。

【加减】阳气不足者加膻中、关元八阵，以温阳益气；气血虚弱者。加中脘八阵、中枢八阵以益气养血；精血不足者，加太溪、涌泉，以补肾中之精血。

五、护理重点

患肢制动。应经常用热水泡脚，促进血液的循环。休息并以物理治疗来改善足跟的疼痛，包括超短波、电疗等。使用带有足弓支撑的鞋垫可均匀分散患者足底压力，可在下肢负重时有效降低足底筋膜所受的拉力，进而减少反复牵拉对足底筋膜的伤害。

第六章　运动创伤的急救策略与特殊护理

第一节　运动创伤的急救策略

一、引言

运动创伤是指人们在体育运动过程中所发生的损伤，大多数和体育运动项目及技、战术动作的特点密切相关。运动创伤多发生在年轻人群中，他们常常因为缺乏正确的运动训练知识和运动创伤后的应急措施，而使受伤后造成了不必要的痛苦和伤情加重，严重者导致受伤者以后不能再进行体育运动。给运动者的心理造成了负面的影响，对造成损伤的运动项目产生了恐惧感，也对体育运动产生不必要的误会。所以运动创伤的初步急救非常重要，处理得当可以减少以后的并发症，加快损伤的好转愈合，使运动者较快地恢复健康；若处理不当，轻者会加重伤情，发生感染，延长治愈时间，重者则可能造成残废。因此，掌握一些运动创伤的初步急救方法非常必要，与此同时，研究运动创伤的急救对运动训练和广泛开展群众性体育活动都有重要的意义。我们应该了解并掌握一些常见运动创伤发生的规律，合理采取有效地安全措施和处理方法，做好各项预防工作，使运动创伤的发生降到最低限度，从而保证体育运动者的身体健康。

二、运动创伤的成因

1. 思想认识不足是致伤的主要诱因

运动创伤的发生往往与侥幸心理和对预防运动创伤的认识不足有关，例如：平时不重视安全教育，在训练中既没有积极采取各种有效的预防措施，平时也没有运动创伤急救的知识储备和概念；在运动训练中注意力不集中、相互逗闹、冒险逞能等。

2. 准备活动不充分是致伤的重要因素

准备活动的目的是提高中枢神经的兴奋性，增强各器官系统的功能活动，使人体从相对静止状态过渡到紧张的活动状态。准备活动不足，学生的肌肉、关节和韧带还处于僵化的状态，机体未能适时地进入工作状态，因而容易发生运动创伤。

3. 身体素质差或技术错误是致伤的首要因素

身体素质是运动训练的基础，是完善动作技术，提高动作质量的前提。身体素质差，一般表现为肌肉力量和弹性差、反应迟钝、关节灵活性和稳定性不够，这些都可成为损伤的原因。错误的技术动作是指违反了身体结构与技能的特点以及运动时的力学原理，如太极拳技术掌握不好，膝关节会因突然扭转屈曲而发生韧带和半月板损伤。

4. 运动负荷过大也是致伤的内在因素

在安排运动负荷时，不遵守循序渐进、系统性和个别对待的原则，没有充分考虑到自身的生理和素质特点，使运动负荷超过了可以承受的生理负担量，尤其是局部负担过大，引起微细损伤的积累从而发生劳损。

5. 运动训练组织失当是致伤的外在因素

在器械训练时，训练器械维护不良（如年久失修，器械安装不牢固或放置位置不妥当），缺乏必要的防护用具（如护腕、护踝、护腰），服装和鞋袜不符合运动要求等，也都有可能造成损伤。

三、常见运动创伤类型

运动创伤的分类方法较多，常用的有按组织损伤分类、按部位损伤分类、按有无创口与外界相通分类、按发病的缓急分类等。

1. 按组织损伤分类

（1）骨与关节损伤：四肢骨折，颅骨骨折，脊柱骨折和关节脱位等。

（2）软组织损伤：肌肉的损伤及撕裂，肌腱损伤，关节囊、滑囊损伤和韧带损伤等。

（3）脏器损伤：颅脑损伤、内脏破裂和休克等。

（4）神经损伤：神经的运动创伤通常发生在神经末梢，会引起痛觉、知觉或运动障碍。最常见的神经损伤如腰椎间盘突出所引起的脊髓神经根压迫伤害。

2. 按部位损伤分类

按部位损伤分类，可将运动创伤分为头部损伤，上肢损伤，肘部损伤，腰部损伤，髋部损伤，下肢损伤，膝部损伤和踝部损伤等。

3. 按有无创口与外界相通分类

按有无创口与外界相通分类，运动创伤可分为开放性损伤和闭合性损伤两种。开放性损伤是指伤部皮肤或黏膜破裂，创面与外界相通，有组织液渗出或血液自创口流出的损伤，如擦伤、刺伤以及开放性骨折等。闭合性损伤则指伤部皮肤或黏膜完整，无创口与外界相通，损伤后的出血积聚在组织内，如关节韧带扭伤、肌肉拉伤和关节脱位等。

4. 按发病的缓急分类

按发病的缓急，可将运动创伤分为急性损伤和慢性损伤。其中，瞬间遭受直接或间接暴力而造成的称为急性损伤，其特征是发病急，病程短，症状骤起。因局部长期负担过度，由反复微细损伤积累而成的称慢性损伤，其特征为发病缓慢，症状渐起，病程较长。此外，慢性损伤还可因急性损伤处理不当转变而来。

四、运动创伤的急救处理

1. 拉、扭伤

扭伤与拉伤发生的原因一样，都是在锻炼时不遵守科学的锻炼方法、动作不正确或过于疲劳等情况下发生，或由于关节的活动范围超过正常限度，把附着在关节的韧带、肌腱、肌肉撕裂等造成。此外，运动场地凹凸不平、有细砂或在地上有小石块，这都是发生扭伤的主要原因。

症状：轻度拉、扭伤只是关节周围韧带或肌肉小部分撕裂，伤处有轻微疼痛感觉。这种扭伤，在上部外表看不出什么，关节的活动也没有障碍。重度拉、扭伤可以使关节周围韧带、肌腱和血管断裂。受伤后，伤者感到剧烈疼痛，关节不能活动。在受伤几小时后， 由于血管破裂，大量血液进组织间隙，使受伤部位逐渐肿大并为青黑色。

处理：“RICE”急救治疗原则技术用于急性肌肉、韧带等软组织的拉、扭伤。 正确地使用“RICE”急救治疗原则技术可以减少出血，缓解肿胀和疼痛，有助早期愈合。

（1）“休息”，并不仅是减少活动，关键是要使受伤的部位保护起来，限制活动而得到休息，因此更多地包含了“局部制动”的概念。任何的肌肉、骨骼以及关节损伤后，休息制动是首要措施。不能再使用、受压负重，一般需要使受伤部位休息 1 ~ 2 天。 如果发生较严重的损伤，需要住院治疗。

（2）“冰敷”，被称作冷疗法，是应用最广泛的一种用于治疗急性运动创伤的方法之一。它经济、易用而且便捷，能帮助控制受伤部位肿胀和炎症的发展。进行冰敷时，不要直接将冰块接触皮肤，使用毛巾或衣物包裹冰袋后再进行冰敷。每次冰敷时间一般掌握在 15 ~ 20 分钟，然后移开冰袋休息半小时，使受伤处转暖恢复到室温。根据受伤情况，可以重复进行多次。在受损后 1 ~ 2 天内，应该尽可能多地使用冰敷。

（3）“加压技术”，一般在受伤后的 1 ~ 2 天内，可以帮助限制受伤部位肿胀进展；也可以提供受伤部位额外的支持保护。对受伤部位加压使组织内压力升高，缩窄血管，从而减缓炎症发展，防止进一步引起关节内肿胀。加压技术实施有好几种方式，最有效的一种是使用弹力绷带包扎受伤部位。弹力绷带包扎的优势在于使用简便，弹性支持能提供局部足够的压力，阻止过多的出血，减少血液渗入受伤处周围组织内。包扎时从受伤部位远心端开始，一层一层覆盖，往近心端包扎。加压时可以同时进行冰敷，即将绷带包裹住冰袋加压包扎于受伤部位。

（4）“抬高”，是指抬高患肢。它是一种利用重力帮助血液及组织液回流来减少受伤部位肿胀，缓解疼痛的方法。受伤后，尽可能地使受伤部位放置在高于心脏水平的地方，利用重力帮助血液回流到心脏。如果无法使受伤部位高于心脏水平，至少保持与该水平一致。尽可能不要低于该水平，以免加重肿胀。

2. 骨折

骨骼是人体各种组织中最坚固且富有弹性的组织。一般不容易受伤。但遇到突然的强大外力打击或附着在骨骼上的肌肉猛烈收缩，都可能使骨骼发生损伤。

症状：①碎骨声。骨折时伤员偶尔可听到碎骨声。②疼痛。由于骨膜破裂、断端对软组织的刺激和局部肌肉痉挛所致。一般疼痛剧烈，活动时加剧，严重者可发生休克。③肿胀及皮下瘀血。骨折后，由于附近软组织损伤和血管破裂，出现肿胀及皮下淤血。④功能丧失。骨完全折断后，失去杠杆和支持作用，加上疼痛，功能因而丧失。⑤畸形。由于外力及肌肉痉挛，使骨折断端发生重叠、移位或旋转，造成畸形。⑥压痛和震痛。骨折处有明显压痛，有时在远离骨折处轻轻震动或捶击，骨折处也疼痛。⑦假关节活动及骨摩擦音。完全骨折时局部可出现类似关节的活动，移动时可产生骨摩擦音。

处理：发生骨折时，当场的急救对骨折的愈合和将来肢体的功能有很大关系。如急救方法不正确，不但可能加重骨折的程度，还可能造成愈合后肢体变形。骨折的急救步骤如下：

（1）先除去压在伤者身上或阻碍搬移伤者的障碍物。把伤者的身体放平，在移动伤者时运作要缓慢轻柔。

（2）常见骨折分为两种，一种是皮肤不破，没有伤口，断骨不与外界相通，称为闭合性骨折；另一种是骨头的尖端穿过皮肤，有伤口与外界相通，称为开放性骨折。对开放性骨折，不可用手回纳，以免引起骨髓炎，应用消毒纱布对伤口作初步包扎、止血后，再用平木板固定送医院进行专业处理。骨折后肢体不稳定，容易移动，会加重损伤和剧烈疼痛，可找木板、塑料板等将肢体骨折部位的上下两个关节固定起来。如一时找不到外固定的材料，骨折在上肢者，可屈曲肘关节固定于躯干上；骨折在下肢者，可伸直腿足，固定于对侧的肢体上。怀疑脊柱有骨折者，为避免引起伤者脊髓二次损伤，应平移伤者躯体和头部，应尽快平卧于平板或担架上，躯干四周用衣服、被单等垫好，不致移动。怀疑颈椎骨折时，需在头颈两侧各放置枕头扶持患者头颈部，使其在运输途中不发生晃动。

3. 重力性休克

重力性休克，是参加体育锻炼者心血管系统暂时性机能失调的现象。这种现象较多发生在有氧运动结束时，如果立刻停止运动，几乎都要发生不同程度的重力性休克。因为在有氧运动时，四肢肌肉活动加强，大量血液分布到外周循环。突然停止运动后肌肉活动马上也停止，因此聚集在外周循环的血液不能依靠肌肉的收缩很快回到心脏，如果心脏没有足够的血液流入，也就没有足够量的血液输出。因此，就会影响到全身血液的供应，严重时会出现脑部一过性缺血。

症状：当有氧运动结束时突然停止运动时，出现一过性黑蒙，恶心眩晕，全身乏力，面色苍白，心跳加速，呼吸急促。

处理：重力性休克的急救方法很简单。轻症患者可以循序渐进地停止运动，不适的症状很快就可以消失了。重症患者就必须躺下，把四肢抬高一点，促使分布到外周循环血液缓慢回心，用毯子或衣服盖住躯干保温，可适当予以少量热盐水或热糖水。

4. 肌肉痉挛

肌肉痉挛俗称“抽筋”。运动中小腿腓肠肌及足底屈拇肌、屈趾肌最容易发生痉挛现象。当身体疲劳，大量排汗，使体内盐分丧失过多，破坏了水电解质平衡，又受寒冷刺激时，比较容易发生痉挛。

症状：肌肉不自主的强直收缩，伴有一阵阵抽动，发作时疼痛难忍，可持续几秒到数十秒钟之久。

处理：肌肉痉挛时，要使患者平卧，注意保暖，并用力牵引痉挛的肌肉，使之伸长和放松。如小腿腓肠肌肌肉痉挛时，可将膝关节伸直，用力将脚掌脚趾向上扳，即可缓解。亦可用手指掐按小肚中央，用力将脚掌自上而下地推、揉、拍打小腿肚，帮助缓解。如果游泳发生肌肉痉挛，应立即先吸一口气，仰浮水面呼救。为了预防肌肉痉挛，不应使身体处于过分疲劳的状态，并自我调节紧张情绪。夏季锻炼前应饮用适量盐水，冬季锻炼过程中要注意保暖。游泳入水前，应先适应水温，做好准备活动，在水中停留时间不宜过长。

5. 中暑

由于高温日照和长时间剧烈运动，使体温升高散热减少所引起的循环机能失调现象。

症状：头昏头痛、恶心呕吐、面红口渴、全身乏力、胸闷汗出，严重者，甚至出现意识障碍。

处理：炎热的夏季进行体育锻炼时，应衣着宽松，且有较好的通透性。适量补充一些盐水、糖水等饮料。室内运动时应注意通风，室外运动的时间不宜过长，训练与休息相结合。

6. 脱位

关节脱位也称“脱臼”，是指构成关节的上下两个骨端失去了正常的位置，发生了错位。多暴力作用所致，肩、肘、下颌及手指关节最易发生脱位。

症状：受伤关节剧烈疼痛，并有明显压痛，关节周围肿胀，可有血肿，受伤关节完全不能活动，关节正常位置的改变造成肢体的畸形。

处理：伤后应立即用夹板和绷带在脱位所形成的姿势下固定伤肢，保持伤员安静，尽快送医院处理。关节脱位的整复，应由有整复技术的专业医生进行，否则会引起严重损伤，并影响以后功能恢复。

7. 外伤

外伤属于开放性损伤，常伴有皮肤、黏膜完整性的破坏，导致伤口直接与外界相通。训练中常见的有擦伤、刺伤和割伤等。

症状：损伤的特点是出血和创面。

处理：必须进行止血和保护创面。在普通训练中的外伤以毛细血管或小静脉出血最为常见，这类出血易于凝结，在伤口部位涂抹消毒药剂，用敷料加压包扎即可。较严重的动脉大出血虽不常见，但其损伤程度必然非常严重，若不能采用有效的方法止血，后果不堪设想。这时可采用指压止血法，即用手指将出血动脉的近心脏端用力压住，以阻断血液来源而达到临时止血的目的。指压止血法效果不佳，可用止血带，缚扎于出血部近心端，凡使用止血带后的伤者，必须记录使用止血带的部位与时间，并迅速转移至医院做进一步处理。保护创面是为了预防和减轻感染，应注意无菌操作。轻者可先用碘伏、酒精将创面周围皮肤消毒，然后用敷料覆盖创面，加压包扎，也可用凝胶粘合；创面较大和污染较重者，应由专业外科医生做清创术，清除伤口内的污物和异物，切除失去活力的组织，彻底止血，缝合伤口，并予以适当的抗菌药物，预防感染，并注射破伤风抗毒素。

8. 脑震荡和颅脑损伤

颅脑损伤是一种常见外伤，可单独存在，也可与其他损伤复合存在。其分类根据颅脑解剖部位分为头皮损伤、颅骨损伤与脑损伤，三者可合并存在。头皮损伤包括头皮血肿、头皮裂伤、头皮撕脱伤。颅骨骨折包括颅盖骨线状骨折、颅底骨折、凹陷性骨折。脑损伤包括脑震荡、弥漫性轴索损伤、脑挫裂伤、脑干损伤。

症状：根据损伤程度的轻重，意识障碍可以持续数秒钟甚至更久。清醒后对受伤当时情况不能回忆，头痛眩晕，恶心呕吐，耳鸣畏光和反应迟钝等症状。

处理：受伤以后，必须让伤者安静、平卧、保暖，不可坐起或站立。昏迷者应俯卧，头转向一侧，以免呕吐时将呕吐物吸入气管或肺内，造成窒息。呼吸停止者，可施行人工呼吸，在急救观察时，如有下列现象之一出现，可能有严重的颅脑损伤，必须立即转移至医院做进一步处理：①昏迷时间过长，超过 5 分钟以上。②两侧瞳孔不对称或有瞳孔变形。③口、耳、鼻有出血或流出清水，或眼球、咽后壁出现青紫现象。④清醒后头痛、呕吐剧烈。⑤出现二次昏迷。护送患者去医院时要平卧，头两侧用衣服、枕垫固定，避免颠簸和震动。

五、结语

运动创伤的急救，应该根据运动项目的特点、损伤发生情况，做必要的急救物质准备，如：冷敷用品、敷料、凝胶和缝合包、绷带和三角巾、止血带及常用的急救药物等。通常现场的具体急救工作，首先要做到对伤情的了解，并且迅速加以分析，确定损伤的性质、范围和部位，以便作进一步的检查。伤员在清醒状况下，要询问伤员的受伤经过、受伤时间、受伤原因、受伤动作和伤员的症状等。对伤员的体格检查要点有：呼吸道是否通畅、有无异常呼吸等现象，脉搏强弱和节律，血压情况，脸色及口唇情况，四肢及躯干温度，出汗情况，心跳节律；伤口创面情况，出血量的估计；有无肢体肿胀、疼痛、畸形及活动功能丧失；凡神志不清的伤者，出现瞳孔改变、眼结膜瘀血、耳鼻道出血以及神经系统体征者，应考虑颅脑损伤的可能。最后，根据以上检查结果做出诊断，应迅速按不同情况进行初步急救处理。

第二节　运动创伤的特殊护理

一、冷疗护理

冷疗是利用比人体温度低的物质作用于人体表面，通过物理因子的刺激，改变机体各系统体液循环和新陈代谢，达到治疗目的的方法。伤后使用冷疗可收缩血管，减少出血和渗出及创伤引起的疼痛和肿胀，减弱炎症反应，降低代谢率，减慢神经传导速度。除了损伤急性期应用冷疗外，在早期功能康复中，冷疗和康复锻炼相结合可以产生更好的康复效果。临床常用于高热、脑损伤、软组织损伤早期、神经官能症；也常用于保健，提高机体抵抗力。

冷疗运动创伤康复护理要点：

（1）在损伤初期每 1 ~ 2 小时进行 1 次，每次 15 ~ 20 分钟，损伤 24 小时后，冷疗的频率可逐渐降低。创伤冷疗不宜超过 48 小时。应注意时间，防止冻伤。

（2）向患者解释目的、方法、注意事项。治疗时随时观察全身反应和局部情况，防止患者冻伤。如出现寒战、心悸不适、面色苍白、呼吸困难，立即停止。

（3）血栓闭塞性脉管炎、雷诺病、皮肤感觉障碍、系统性红斑狼疮、重症高血压病和肾脏病禁用，对冷过敏，局部皮疹、低血压、老年人及婴幼儿患者慎用。

二、蜡疗护理

蜡疗是一种利用加热的蜡作为导体敷于患部，或将患部浸入蜡液中的理疗方法。其热容量大，导热系数低，保热时间长，具有温中散寒、消肿止痛、改善运动功能、促进组织愈合之功效。此法操作易行，设备简单，取材容易，效果明显，是一种常用的温热疗法。

蜡疗在我国有着悠久的历史，《本草纲目》中曾有记载："……用蜡二斤，于悉罗中熔，捏作一兜鍪，势可合脑大小，搭头致额，其病立止也。于破伤风湿、暴风身冷、脚上冻疮……均有奇效。"常用于肌肉、韧带、肌腱的扭挫伤，手术后粘连、瘢痕、烧伤、冻伤后遗症、腱鞘炎、滑囊炎、神经痛、肌炎、胃肠炎、各种关节炎、慢性胃肠炎、胃及十二肠溃疡以及长期伏案工作引起的颈肩腰腿疲劳疼痛、皮肤粗糙、精神萎靡等慢性疲劳。

蜡疗运动创伤康复护理要点：

（1）向患者解释目的、方法、注意事项。治疗时随时观察全身反应和局部情况，随时调整，防止患者烫伤。如出现发热大汗淋漓、心悸不适、面色潮红、呼吸急促，立即停止。

（2）治疗前后应适量饮水。

（3）出血倾向，化脓性炎症，高热病人、结核、妊娠、肿瘤、感觉障碍者禁用。风湿病急性活动期，关节局部红肿热痛者慎用。